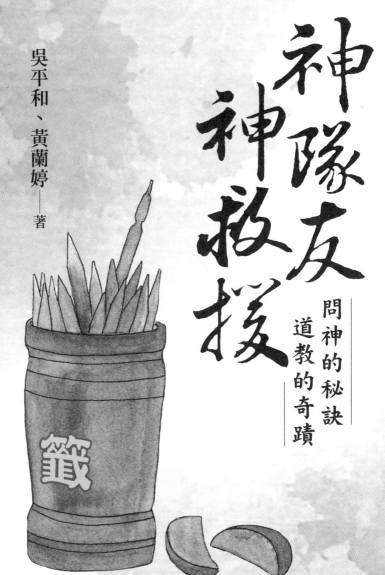

神隊友 神救援

問神的秘訣
道教的奇蹟

吳平和、黃蘭婷——著

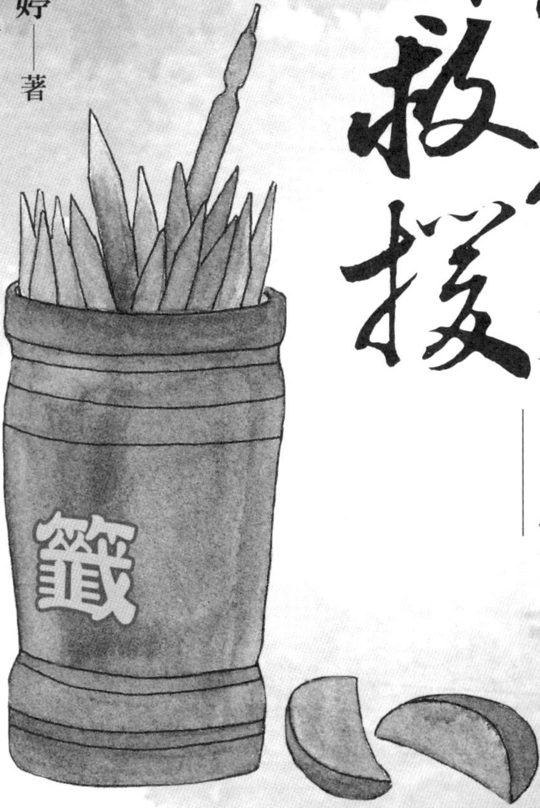

麗文文化事業

■ 國家圖書館出版品預行編目（CIP）資料

神隊友　神救援：問神的秘訣　道教的奇蹟 / 吳平和、
黃蘭婷著 . —— 初版 . ——
高雄市 : 麗文文化事業股份有限公司 , 2021.11
面；　公分
ISBN 978-986-490-188-3（平裝）

1. 民間信仰 2. 道教

271.9　　110018059

神隊友　神救援：問神的秘訣　道教的奇蹟

初版一刷 ・2021 年 11 月

著者　吳平和、黃蘭婷
發行人　楊宏文
總編輯　蔡國彬
出版者　麗文文化事業股份有限公司
地址　802019 高雄市苓雅區五福一路 57 號 2 樓之 2
電話　07-2265267
傳真　07-2233073
網址　www.liwen.com.tw
電子信箱　liwen@liwen.com.tw
劃撥帳號　41423894
臺北分公司　100003 臺北市中正區重慶南路一段 57 號 10 樓之 12
電話　02-29229075
傳真　02-29220464
法律顧問　林廷隆律師
電話　02-29658212

行政院新聞局出版事業登記證局版台業字第 5692 號
ISBN 978-986-490-188-3（平裝）

麗文文化事業　　定價：280 元

一生懸命ㄟ所在

堯天宮創辦人

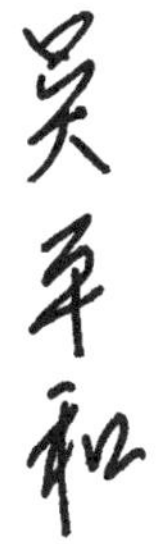

二〇二一年，我七十七歲了，回想一生，經歷過貧窮、奮鬥、失敗、成功、背叛、讚揚，吃過不少苦，也得到很多不一樣的收穫。

我年輕的時候很鐵齒，也不懂得神明的事，因為家境十分貧困，我一心一意想要賺錢、做生意，讓我吳家能夠從我這一代翻身，誰知道命運的安排我竟然走上道教濟世的道路，我原本對道教濟世宛如一張白紙，還好神佛一路牽引著我，這樣憨憨的走，一步一步走，走到今天我所創立的堯天宮受到很多善男信女的信仰和參拜，大家尊稱我一聲「吳師父」，我也足以感到安慰了。

時代變化實在太快，人生七十幾年好像一眨眼就過了，我小的時候很多窮苦的人連飯都吃不飽，現在吃不飽的大部分是想減肥的人；我們那年代的人二十歲左右就結婚成家，現在的人二十歲還在唸書，四十歲還沒結婚的很普遍；以前的人連電腦是什麼都沒見過，現在人手一台智慧型手機隨時都能上網。

我出生於農業時代，轉眼間走過工業時代、科技時代，到現在已經是資訊時代，時代在變，社會在變，觀念也在改變，真不知是我追著時代跑，還是時代追著我跑，但是為了幫善男信女解決人生大小問題，真的要活到老、學到老，因此我認為道教濟世也不能夠一成不變。

幾年前我把問神的經驗與智慧口述給徒弟出版了兩本書，第一本是《神啊！我要怎麼問你問題》，教大家問神的方法和概念，之後出了第二本書《神啊！你到底在幫我什麼》，讓大家透過我和堯天宮眾神的辦事經驗了解神幫助人的實蹟和道理，兩本書出版後受到眾多信徒的認同與歡迎，每到問事日，信眾大排長龍，盛況空前，雖然我知道神明若是要發揮，很多事是超乎想像的，但說實在的這種盛況也是始料未及，但既然神要發揮，我就是拚著老命也要努力去配合神，讓神能夠多幫助一些人。

我在這幾年幫成千上萬的信徒問事的過程中，深覺感情、婚姻這一課的變化和學問最大，所以又出版了一本《神啊！我的有緣人在哪裡》來分享人生追求幸福的重要觀念。

這本書是由堯天宮的義女之一，也是未來堯天宮第二代的接班人黃蘭婷代筆撰寫的，有一次她問我：「師父，看過那麼多信徒婚姻的問題，現在很多人的觀念覺得在一起開心就好，不一定要結婚，也不一定要生小孩，如果自己能夠獨立，婚姻裡有那麼多艱難，有什麼理由要鼓勵大家選擇婚姻這條路呢？」

蘭婷要負責寫書，確實需要幫大家問出心中的疑問。我想了想，回答她：「說起來是『責任』兩個字。」

「責任？」她似乎對我這個答案覺得意外。

「對啊，人是一代傳一代，天地、父母把我們生下來，我們有責任一代一代傳下去，不能在我們這一代手中斷掉。」

人的一生，生要做什麼，死要做什麼，這是一門大學問，也是我不斷和堯天宮眾神在研究的濟世課題。

堯天宮四十幾年來走過許多的風風雨雨，不管受到什麼樣的打擊，我始終堅持著走在濟世的道路上，緣起之後緣滅，緣滅之後另一段緣起，我相信只要認真去做，最終能夠克服萬難。

就如前幾年堯天宮經歷了一些人事風波，對於離開的人我給予祝福，而留下來的人我從頭開始教導，其中有五個三十歲上下的年輕信女對堯天宮聖母忠心耿耿，她們挺身而出承擔起幫助聖母和我的濟世工作，服務信徒，經營堯天宮臉書，幫我和聖母寫書出版著作，那時的她們對宮廟的事也是什麼都不懂，但大大小小的事情她們都盡心去做，後來聖母收了她們五位義女，幾年下來她們已經是堯天宮的重要幫手。

後來聖母指定其中一位義女蘭婷是未來第二代的接班人，而另一位義女秀芬已嫁進我家當媳婦，還生了我的小孫女吳彥燁，彥燁不到三歲時聖母就指示她是未來第三代接班人，神的安排也往往讓人料想不到。

婚姻是責任，一代傳一代，堯天宮要世世代代庇佑信徒，也要一代傳一代，這也是我的責任。

我在民國六十八年創立堯天宮，至今走過四十一個年頭，濟世的方法也不斷在改變，一開始是用傳統大家熟知的起乩方式辦事，後來聖母教導我如何擲筊問事，就不需要配合乩童起駕了。

二〇二〇年遇到疫情，雖然台灣情況不算嚴重，但為了降低風險，我跟聖母商量減少現場的問事，開創了線上問事的服務，聖母也立即同意了，這樣一來不僅克服了瘟疫的問題，更服務到很多海外、遠途以及時間無法配合現場問事的信徒，我們沒有看到信徒本人，憑著他們所提供的資料及問題，問出來的結果及回覆都相當準確，受到很多信徒的感謝與肯定。

人生窮則變，變則通，我常跟這些學習的義女、徒弟們說，人要懂得變通跟進步，不然容易被淘汰，拜神不是只等著神來教人怎麼做，而是人要去思考、去創造，只要想得正確，神明就會採納。

感恩神佛是我撰寫這本書的初衷，回想年輕時鐵齒不信神的我，在我人生最失敗的谷底巧遇了金府千歲，金府千歲幫我解決了欠點的問題，還指引我去我的故鄉雲林金湖舊港邊萬善祠奉請與我有緣的神尊——「五萬善爺」，我的人生在祂們的幫助下逐漸從谷底往上爬。後來命運的試煉使我不得不走上開宮濟世的道路，幸而遇到笨港口港口宮開基三聖母，在祂的幫助與指引下奉請了港口宮分靈大聖母，創立了堯天宮。

回想四十幾年重重考驗的道路，我對神佛充滿感激，祂們拯救了我的人生、事業和家庭，教導我智慧，讓我得以幫助到信徒的人生。我年紀大了，未來聖母還要繼續救助更多善男信女，我有責任將這些經驗和智慧傳承給下一代以及社會大眾，讓更多信眾有機會能夠和我一樣受到神佛的庇佑與牽引。

我這個年紀，有些老朋友都陸續離開了，大部分與我年齡相仿的人也都過著退休享清福的日子，而我還在為建廟、濟世打拚，甚至比一些年輕人都還要忙碌，很多信徒叮嚀我要保重身體，跟我說還有很多人需要我，不過我相信未來的事聖母都有安排，而我最大的心願就是把堯天宮從我手上光榮的交給下一代。

這些年我配合聖母幫信眾們處理祖先欠點，受到全台各地宮廟眾多神佛的幫助，在此我要向幫助過堯天宮的眾神佛以及善男信女表達感謝，期待未來的堯天宮在「神助人、人助神」的這條道路上，結下更多善緣。

學問神，讀人生的經

堯天宮第二代傳人 黃蘭婷

民國一〇九年（西元二〇二〇年），動盪不安的一年，全球性的災難瘟疫、水災、火災頻傳，國際局勢也詭譎多變，許多人陷入了惶惶不安之中。在高雄鳥松山腰上的堯天宮，少了車水馬龍的喧囂，多了蟲鳴鳥叫的天然，網路和電視裡播放的苦難，像是另外一個世界，靜下心來看看周遭，「平安是福」這句話顯得如此貼切而深刻。

民國一〇六年堯天宮從高雄五甲遷移到鳥松，位置雖然僻靜，但行道濟世的腳步卻更加入世，回想這三年的年初神明所指示、暗示的年運，也都一一應驗了，民國一〇七年聖母提醒到中國投資、工作要注意，到了一〇七下半年忽然開啟了中美貿易戰，一〇八年聖母指示要注意天災地變，到了年底忽然新冠肺炎病毒開始在人間傳播，世界為之劇烈改變，一〇九年聖母指示天助自助、平安無事，勉勵大家保持一顆良善的心，就是在自助，果然台灣猶如獲得上天的眷顧，成為全世界最不受瘟疫影響的地方。

人心的變化，上蒼的天意，兩者之間互相牽連。

當世界不斷變化，個人難免受到大環境變動的影響，如何安身立命，「天助自助」這句話細細想來有極深的含義。

堯天宮是宮主吳平和師父於民國六十八年創立的，至今已四十餘年，創宮之初只是一間「人家厝」的小小宮廟，歷經重重的考驗與進化，到現在受到許多善男信女的認同，持續朝著建廟的目標前行，這些奮鬥的故事，以及神明與吳師父如何用神力與智慧來解決善男信女的困苦，用這本書記錄一些人世間的試煉與成長，或許能夠為正身處在迷惘痛苦的人提供一盞明燈。

平凡的我，走進堯天宮，踏入與神同修的世界，是一個奇特的緣分，未來要承擔堯天宮濟世的重任，也絕對是無法事先料想得到的生命軌跡，但人的生命或許本來就有很多料想不到的事，細思極恐，不如就隨遇而安。

二〇二〇年疫情爆發之初，我問吳師父：「這個世紀好像變化很大，道教在這個時代可以做些什麼呢？」

吳師父說：「世道愈艱難，愈需要神明下來救世。」

確實，神明是聞聲救苦，人的困苦在哪，神就往哪去。

我大學唸的是社會工作學系，在我讀大學的那個年代實在是個冷門的科系，很多人問過我：「唸社工出來要做什麼？有薪水嗎？」在大部分人的理解中，好像社工不是一個行業，只是做愛心的義工，好像幫助人只要有愛心就可以了，不用什麼學問。

我跟隨著堯天宮眾神以及吳師父學習了這些年，愈發覺得幫助人是一件高度困難的工作，要解決如此多人世間的疑難雜症，需要神與人共同發揮高度的智慧與默契，否則助人和誤人之間只怕是一線之隔。

問神的方法是一個工具，重要的是人的生命要如何活出健康平安、活出幸福。

記得唸書時大學教授有一次在課堂上說：「如果這個世界上沒有需要幫助的人，那麼我們社工是不是就都要失業了？」

說得……也是，沒有個案就沒有社工，沒有病人就沒有醫生，供與需是並存的。

隨即老師又笑了笑，說：「但是應該不會有那一天。」

這話聽來……是該安心還是感慨？或許只能說這就是真實世界的樣貌吧！

但其實吳師父也常說類似的話，他說：「這個世間的人救得完嗎？救不完。」

地藏王菩薩說：「地獄不空誓不成佛。」地獄會空嗎？我的頭自動的搖了搖。

救不完，還是要救。

我發現很多人都對「問神」這個學問有興趣，拿著書研究擲筊、研究解籤，但是嘗試學習之後都說：「好難！」

也有很多信徒來問事，吳師父幫他們問出答案之後，他們發出一陣感嘆：「還是吳師父厲害，這個叫我們自己問怎麼問得出來！」

因此常有信徒向吳師父建言：「可不可以出一本書教大家怎麼擲筊問神？為什麼我問不出三聖筊呢？該怎麼問才問得出來呢？」

其實，重要的並不在於如何問出三聖筊，因為若是不懂得人生的道理以及分析神明指示的深意，就算勉強問出了三聖筊，也可能是偏誤的方向和答案，或是一知半解的誤解。

為什麼會這樣呢？難道神明不準嗎？

其實不是神明不準，而是人不會問。

遇到這種情況，有的人會虛心受教，但也有人義憤填膺的說：「神明怎麼可以這樣呢？如果我問錯，就不要允筊就好啦！為什麼要給我三聖杯呢？！」

我想神明應該也很無奈。

當祂們坐在那裡回答信眾的問題，但是聽著這些問題彷彿像是無頭蒼蠅一樣東問西問找不到重點，祂們想必也很頭痛。這就像是一個三歲的孩子來問大人一個複雜的人生問題，而且追問不休，大人明知再怎麼解釋這個小孩也聽不懂，於是大人只好回答：「對啦！對啦！」

吳師父常說：「人若是『灰』，神就『灰』。」台語的「灰」就是亂掉的意思。人沒有先釐清「道理」，要神明怎麼回答呢？

其實神不會亂掉，而是人自己亂掉，人若是亂掉就會亂問、問錯，錯的問題再怎麼問，答案都不會正確。

所以不要怪神明為什麼錯的答案也要允杯，神明有時也必須要考考人，看你到底懂不懂得思考，這也是學習問神的一種必經過程。

很多人都想學問神的方法，到底問神有沒有SOP？

易經的「持經達變」這四個字也可以用來說明問神的原理，「持不變的經，達萬變的易」，擲筊問神是千變萬化的，可以說是那所謂萬變的易，而人要學的是「不變的經」，才有可能通達「萬變的易」，而這本書要談的正是「經」。

聽起來好像很深奧，但其實我沒有要講什麼很艱深的東西，人世間的「經」，就如同「平安是福」一般存在你我身邊，只是平常沒有發現、沒感覺到而已。

這些年包括我自己在內，很多信徒的人生受到堯天宮眾神與吳師父的幫助而改變，問神、拜神能夠得到這樣的收穫，是一種福份，也是生命的奇蹟，因為道教和神明可以是人一生從生到死、從死到生的依歸。

以智慧及毅力踐行人生的劇本

律師 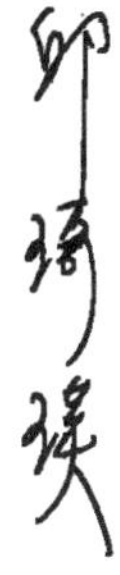

自小我就是一個喜歡聽故事的人，小學一年級時意外發現「說故事」可以讓喧嘩爭鬧的小朋友們瞬間平靜，雞婆的我又開始學習運用這項武器幫助維持班上秩序。待長大成為律師，因為客戶多屬高科技產業，提供的服務又多為公司投資項目的規劃或營運輔導，常常需要了解事業成立的背景和組織人事的「內幕故事」，傾聽著當事人激昂描述未來理想藍圖，或憤慨地陳述和對方相識、深交，至遭背叛的種種過程，心中想著如何說服合作方願達成策略共贏，或打動法官，願意聆聽並認同這是可歌可泣需要司法伸出援手的故事，更加體會「故事」的引人入勝，除了表達者的巧思構想，也需要聆聽者感同身受的情商。

傳統知識份子的我執，總認為自心的安定純係依靠自我的提升，因此寄情於周易老莊文學的神遊之境，但畢竟凡夫俗子內心總有入世濟世的渴望，因台大學長的推薦，在二〇二〇年台灣疫情尚平穩時，把握著吳師父尚未退休的機會南下拜訪，需要說明的是，雖我常有特殊奇妙的宗教因緣，但因工作繁忙，始終未有對道教及民間信仰進行體系性研究以具備理解知識，所以儘管好奇心旺盛，但常常「有聽沒懂」，也不明白神明真實旨意為何？「探索當事人真意」

係法律實務上最重要的課題，堯天宮吳師父於這方面的實際操作令我大感折服！他首先和我溝通想問的內容，我沒有重點、不知所云地說了一堆，驚訝地發現吳師父居然已整理出精準能進行審理的「本案事實」，至於要請求聖母諭示的「應受判決事項聲明」，則要看擲筊過程中出現的變化找出「文頭」（有點類似「爭點所在」），我本以為這是容易的事，孰知本人不斷跪拜、求禱，縱使出現三個聖杯，仍不代表完畢，佛祖聖母居然仍有「吩咐」，我不得不揮汗如雨繼續擲筊，直至所有籤詩出爐，師父和我皆已汗流浹背（註），更奇特的是，師父仍然精神奕奕，聲如洪鐘地開始就籤文娓娓釋疑，透過佛祖聖母的籤詩，藉由吳師父的闡明剖析，重要的是具體指出做法和方向，不似坊間空泛令人一頭霧水，吳師父解籤時切入角度的犀利和應對方案的適題，感覺就像佛祖聖母恩准我們得親歷一場戲劇盛宴，藉由「聽故事」啟發如何寫好自己的人生故事，乃至於爾後猶在腦海中閃現似如神啟的歷歷場景，平添在滾滾紅塵踽踽獨行道路上心靈無限的慰藉和鼓勵！

每個人出生就是撰寫自己人生故事的起源，素材或有不同，有些人握有一手好牌，卻不知適時運用出牌，有些人明明手氣甚背，竟在沉著應戰及對手失策中扭轉逆境，每每令觀戰的旁人驚嘆擊節，故事的主角在人生的舞台上演出，除了眾神及先人的庇佑加持，精彩動人與否，也與聽故事的觀眾是否具有欣賞的眼界和能力有關，這不就常是家人相處的癥結所在？相伴的至親也可能有理解的障礙，主角於賣力演出之際，不免生「懷才不遇，時運不濟」的感慨，行到水窮處，卻不知如何安頓身心，坐看將起之風雲？如同書中「神在幫人什麼？」一部所述，「人的命運裡面，有一種定數，叫做天意，有一種變數，叫做自由意志。天意要不要改變，天會看人的所作所為來決定，一個人為自己的人生做了什麼樣的選擇，積了什麼樣的福德，決定了是天助自助，還是自作自受。」然而堯天宮吳師父及蘭婷，卻能解開一個個心靈幽暗的枷鎖，我相信除了他們本身所持的天命與修練，更有慈悲的上天眾神因憐憫蒼生而伸出的援手！

雖說「人生如戲」，觀戲、觀人如觀己，衷心推薦愛聽故事的你，從這本書看看別人的故事，想想自己的劇本，希望吳師父的智慧與慈悲，透過蘭婷的生花妙筆，打動更多人對生命的思考和回應，「我，自何處來，將往何處去？」世間法需實踐與修行，或能洞悉與體悟其中，期盼共結善緣而得濟眾生。

註：詳參本書「會問還是亂問？」以及「吳師父的問神祕訣」篇章中就如何決定「請教的問題」，有詳細的說明。

目錄

第一部　眞神與眞人

01 緣起

算一算，從民國一〇一年我第一次踏入堯天宮，到現在已經快十年了，我還清楚的記得，一個風光明媚的下午，我決心下了班去探探路，了解一下這間宮廟該怎麼掛號問事。我騎著機車一邊搜尋著路標，一邊疑惑著自己走的路對不對？當時的堯天宮位在五甲地區的一個僻靜的巷弄中，宮廟不大，不是很顯眼，如果不是有幾個人坐在門口等著問事，我可能沒注意到就騎過去了。

那天高雄的氣溫有點熱，所幸還吹著一陣陣微風，我看到一位白髮的長者坐在門內的桌椅那兒，一位信徒跪在神前擲筊，白髮長者正在幫信徒請示神明問題，我知道那位長者是吳師父，因為堯天宮出了兩本書，我在電視上有看過節目介紹，也買了書、看過書才來的。

只是當時的我完全想像不到，我的人生會從這個決定發生什麼樣的改變。

我是堯天宮第二代接班人黃蘭婷，從信徒成為義工、義女，到現在要學習承擔堯天宮未來行道濟世的重任，本以為我平凡的人生不過是在庸庸碌碌的生活中消逝，卻在這一天開始踏上了成長與承擔的奇幻旅程。

吳師父常回憶起他與神結緣的過程，四十幾年前他到朋友家收貨款時，巧遇金府千歲，金府千歲幫助了他，而他也從此走進道教與神結緣的世界，進而改變了他的一生。若說那是他一生的轉捩點，那麼將來我年老時回憶我一生的轉捩點，應該就是我記不得是幾月幾號的那個風和日麗的午後吧！

堯天宮是個什麼樣的地方？有著什麼樣的故事？做著什麼樣的事？而堯天宮又能夠幫你、幫我什麼？

我在堯天宮走過近十個年頭，有機會看到很多人生命困苦的一頁，有的人迷惘，有的人不知所措，有的人痛苦絕望，他們帶著自己生命的課題來找神，希望神告訴他們該怎麼走下去。

堯天宮的聖母、眾神實實在在的在做事、助人，很多人受到神佛幫助之後回來感恩，這是最真實的滿意度調查了，因此我覺得應該讓更多人有機會認識神威顯赫的祂們，以及功力深厚的吳師父。

少了媒體的宣傳，現在大部分來堯天宮問事的信徒是透過親友介紹，或是在網路上發現堯天宮，而來一探究竟，信徒大多不認識我，看到我在堯天宮服務，很多人會問我是不是吳師父的女兒還是媳婦，這時候坐鎮在宮門口一邊招呼信徒、一邊折蓮花的師母李月書就會跟他們說：「不是啦！她是我們堯天宮第二代的接班人。」

於是有些信徒好奇我怎麼會成為堯天宮的接班人，吳師父有三個兒子，怎麼會傳承給一個素昧平生的外人呢？其實連我自己都覺得這是一件很神奇的事，也不知怎地就這樣發生了。

有個三十幾歲的年輕人來問事，個性很風趣健談，一邊幫忙師母折蓮花，邊跟我們聊天，他聽了我從信徒變成義工，然後變成義女，現在變成接班人的故事，笑著說：「感覺很像在打遊戲破關，一關一關晉級。」

雖然是說笑，不過用玩遊戲破關來形容倒也滿貼切的，一關又一關，晉級再晉級，這是一條宛如西天取經要渡過重重難關的道路，只是破關、晉級這檔事，用在打遊戲是娛樂，在真實人生倒未必有趣。

唉，古今多少事，都付笑談中。

堯天宮眾神和吳師父幫助了我很多，也教導了我很多，我內心由衷感激，我看到堯天宮的神明這麼靈驗，也希望祂們能夠長長久久幫助善男信女，神明既然看得起我，有我能夠效勞的地方，我願意盡力去達成神明交付的任務，讓更多人有機會得到神明的幫助。

所以呢，人生有時候想太多也沒用，那就不要想太多。

這是我在堯天宮學到的很重要的一課，人的頭腦要想一些該想的，不該想的不要去想。只是問題是，到底什麼該想、什麼不該想？又要怎麼做得到？這件事本身就是一門大學問。我在堯天宮看見的大部分的人，都是該想的不想，不該想的一直想，想到頭腦打結，想出一堆身體的毛病，想出一個混亂、痛苦的人生。

很多人好奇我成為接班人都學了些什麼，可能他們想像的學習是畫符、做法事、看風水之類的吧。而我是這樣回答的：「學道理，學成長，學做人做事，學改變思維，以及改不完的改變思維。」

神明總是不厭其煩的教導我們這裡要改、那裡要想，修行的日常就是這麼的樸實無華且枯燥啊！

信徒當中有些人也有神緣，日後也要走上濟世修行的道路，吳師父是這樣教導每一個人的：「要救世的人要先學做人做事，這邊沒有先做起來，要怎麼救世？」

做人做事的道理，就是基本功，基本功練好，路才走得遠。

堯天宮是以擲筊問事出名的，筊和籤詩本來就是道教傳統上常使用的工具，但是怎麼用它們來問事、辦案，其實是一套邏輯和智慧的應用，也是吳師父和神明研究、創造出來的一套問事方法，用擲筊＋籤詩這兩項工具，就能夠解決大部分的疑難雜症，能夠做到這樣，擲筊問神也真的是一門學問，雖然吳師父總是很謙虛的說自己還在三藏取經，但我看要找到比吳師父還要會問神的人應該也不太好找。

同樣用擲筊來問神，思維上不同，問出來的答案完整性、正確性就不同，所以想要問神問出個所以然來，需要先來一場思維的洗禮。

02 爲何而來？

當初會想去堯天宮問神，是為了媽媽的身體，當時她已經是癌症滿後期的了。

我去探完路後，等到下一次問事日才去掛號問事，第一次問事，聖母就指示了家運，賜了一首「丁卯」籤，這首籤詩我在堯天宮的書裡看過，是滿壞的一支籤。

吳師父說：「指示家運來賜這支籤，是有祖先欠點，妳先調除戶資料跟家裡拜的祖先資料拿來核對看看。」

所以我第一次來堯天宮就是處理祖先欠點，因為當初經歷過，所以我對於堯天宮處理的流程很清楚，也讓我現在在回答信徒關於辦祖先的事時不用憑空想像，因為每個步驟我都從頭到尾辦過一次。

於是我們先到戶政事務所申請「除戶謄本」，在世的人是戶籍謄本，過世的人就是除戶謄本。

除了申請除戶謄本之外，也要把家裡奉拜的祖先資料一起抄出來，兩樣資料下去對照，才能知道哪裡拜的不對。

那天我得到祖先欠點這個答案，我心裡對於聖母的指示一點都沒有懷疑，只覺得：唉，果然如此。

其實我們懷疑我家家運有欠點已經很久了，在我接觸堯天宮之前，也有別的老師跟我媽說過祖先有問題，但是礙於一些現實因素遲遲都沒有拜祖先，直到大約在我去堯天宮之前約一年多前，我開始頻繁的夢到祖先，我媽才找了一位老師幫忙，到親戚家取祖先的香火回家奉拜，當然牌位裡奉拜的內容是從親戚那裡抄寫回來的。

我想大部分的人跟我一樣，能記得阿公、阿嬤的名字就很厲害了，對於更上代的事所知甚少，祖先的名字都是記錄在祖先牌位裡面，沒事也不會打開看，也不是很清楚裡面拜了誰。

我跟我姊把兩樣資料拿到之後，我們還自己先核對了一下，才發現有該拜的祖先沒有拜到，另外還拜了很多位不該拜的。

所謂「該拜的」就是直系祖先，除了祂們之外，通通都是「不該拜的」。

我這時候才發現我家祖先奉拜的情況跟我的夢境有符合！我曾經夢過一隻黑狗在門口沒有進來，而黑狗是代表祖先，這個含義很多有在拜拜的人都知道，也正因為我這個夢促使我媽決定要處理拜祖先的事。在我媽去分祖先香火、抄資料回來奉拜後，我有幾次夢到一些不認識、已過世的遠房親戚，看來不該拜的親戚也都讓我們給請回來了。

當時的我因為工作時間難配合，我媽怎麼處理其實我也不是很了解，反正有老師幫忙處理，我們就照這樣拜。

那時我看完資料，回想夢境，發現還真是有無法言喻的巧合。

接下來我們送資料到堯天宮給義工核對，呈報給聖母，到下一次問事日再掛號讓吳師父來請示。

還記得問事日那天的信徒很多，輪到我們的時候也已經傍晚了，然後我們的案件有點麻煩，那一大堆不該拜的祖先還需要求地藏王菩薩賜准，才能幫祂們安排轉世或修行，當時的堯天宮沒有拜地藏王菩薩，所以我們又花了一些時間求地藏王菩薩，求完再回到宮內請示聖母，問完都已經超過晚上九點了，我們是當天最後結案的信徒。

都請示完之後，吳師父最後照例會問聖母：「還有沒有其他指示？」

聖母給了三個聖杯。

當時的我什麼都不懂，反正聖母有指示，吳師父就會問出來，我們只要負責把筊拋到地上就好了。

但是現在的我看到這種情形會覺得訝異，因為祖先方面該請示的都指示完了，是還要交代什麼？坦白說這個其實很難問，就像是大海撈針。

我回想當時的吳師父，他似乎心裡也有些猜到聖母要交代什麼，但是他先請示了別的話，聖母都沒有允筊，然後他停頓了一下，就問聖母說：「還是說為了她家母的身體，要趕快幫她們辦？」

叩、叩、叩！三個聖杯！

那是我第一次感覺到聖母很溫暖、很慈悲，那三個聖杯好像神真的在講話，真的很神奇，而祂最後要交代的居然是這句話，也讓我們很意外、很感動。

在這之前我當然也相信聖母，所以祂們怎麼指示我們就怎麼做，但是當祂交代了這樣一句話，那一瞬間對我而言，神與人之間彷彿有了溫度、有了情感的連結，也許對吳師父這位問事者而言，只是一種合理性的判斷而得到的結論，因為吳師父與聖母有高度的默契，了解神明的個性，知道聖母大概要說些什麼，但是對我這樣一個信徒而言，感受卻是深刻的。

當吳師父問出這個指示，他露出了一個難言的笑意，微微搖了搖頭，然後去拿出了他的行事曆來，他的行程都已經排到三個多月後了！而中間卡了農曆七月不能辦事，要從他滿檔的行程中「盡快」幫我們辦，真的不容易。

吳師父把行事曆前面翻翻、後面找找，終於發現隔天週一只有排一位在高雄，所以吳師父可以早上去辦完一場，下午來辦我家的，除了那一天之外，我們要排到三個多月之後，才有辦法處理。

我們緊急的把處理祖先需要的東西都準備好，隔天吳師父到我家，我們先把菜飯擺在桌上奉拜，吳師父把祖先牌位內的木板重新寫正確，然後把祖先們請來歸位，確保每位該拜的祖先都到了，也請祂們指示子孫一些話。

家裡該拜的祖先都安頓好之後，吳師父把要送轉世或修行的祖先、倒房，包括那一大堆不該拜的，都寫在一張紅紙裡面，接著就跟我們一起到聖母指示要安排轉世或修行的宮廟，吳師父代替我們跟宮廟的神明溝通，我們負責擲筊，確認宮廟神明同意接納我們家的祖先、倒房以及拜錯的那些遠房親戚在那裡修行或是轉世，宮廟神明也交代了一些話，這樣才算圓滿的完成了「辦祖先」。

我們就這樣火速辦完了祖先，而自從聖母和吳師父幫我們處理完祖先之後，我就再也沒有夢到那些遠房親戚了。

聖母和吳師父對於拜錯的那些祖先也都好好的幫祂們安排了未來的路，而不是燒掉就算了，這樣的處理方式讓我覺得很完整，也可說有情有義。

關於拜錯、多拜的祖先，吳師父是這麼說的：「你們給人家拜那麼久了，不能夠說不拜就不拜，也是需要請示聖母怎麼處理，幫祂們安排一條路，這樣才對。」

不過需不需要處理，該怎麼處理，都是需要請示聖母才知道，只能說一般的情形是如此，但實際情況還是依個案情形來安排。

我做義工之後有機會接觸到很多信徒的祖先欠點問題，發現比我家的祖先複雜的情況還有很多很多，要怎麼有條有理的把祖先都安置妥當，真的不是一件簡單的事。

吳師父說：「堯天宮之所以能夠辦理祖先欠點，是因為領到了辦祖先的『旨』，有這個『旨』，聖母才能夠順利的跟祖先們和宮廟神明們協調跟安排。道教修行濟世，這個『旨』是最重要的了。」

吳師父幾年來辦了上千件的祖先案件，每一個案件其實都是一段段的家族故事，聖母和吳師父在陰陽之間做協調，讓祖先也好，子孫也好，雙方都好，這就是救世。

透過我自己的親身經歷，我感受到堯天宮聖母和吳師父處理祖先是確實有效的，處理得條理分明，遵循著陰陽的道理，所以那時候我在辦完祖先後還是常會去堯天宮拜拜，三不五時去求聖母保佑，也會介紹一些親朋好友去問事。

03 一樣祖先多樣情

說起祖先問題，處理起來固然是一門學問，但是一聽到祖先欠點，信徒反應也是大不同。常見的反應有幾種：

「了解。請告訴我該怎麼處理？」

「為什麼要找我？為什麼不是找別人？可以請聖母跟祖先說去找別人，不要來找我嗎？」

「那個叔叔、伯伯家也還不錯啊！真的有祖先欠點嗎？」

「哎，你這孩子是去哪裡亂問？不要亂搞這些有的沒的。」

「堯天宮說祖先有問題？好，我認識一個老師，很準，我去找他處理。」

「祖先是幫助子孫的，怎麼會害子孫？真是無稽之談。」

「道教要拜祖先也太麻煩了，人家基督教的都不用拜，不然我改信基督教好了。」

「我們家沒在拜祖先，一定要拜嗎？可以用別的方式處理嗎？」

「我媽說祖先牌位不可以亂動，所以我不能把資料給你們。那我可以再問一下我的姻緣、工作的問題嗎？」

「可是我們家之前有找老師處理過了，怎麼還會有祖先問題？是沒有處理好嗎？」

另外也有遇到一些心酸無奈的情形，例如：「我父母從我小時候就分開了，我跟著媽媽，爸爸從來就沒有養過我，這樣要拜爸爸這邊的祖先嗎？」

不過我也看過一個信徒的反應很可愛，他是在我們堯天宮臉書的文章底下留言的，他說：「祖先會來找我真的是有眼光，知道我會幫祂們處理好。」

當然被祖先、倒房欠點影響的信徒也常有一個疑問：「為什麼祖先要這樣來指點子孫呢？」有些被指點得很嚴重的情況，信徒內心難免會感到不能理解、難以平衡。

其實這種心情我能夠理解，被指點過的人最知道那種無奈。

但是話說回來，人生過得愉快、順暢的人，跟他說有祖先欠點，他聽得下去嗎？祖先若是不指點子孫，恐怕祂們再痛苦，子孫也是一點感覺都沒有的。

吳師父常用樹來比喻：「祖先是人的根源，就像一棵樹的樹根，子孫是枝葉，如果樹根生病，枝葉當然也無法開得很漂亮。」

若是祖先自己都水深火熱了，哪有辦法保佑子孫呢？

可能是近代人受西方教育的影響，對拜祖先的觀念比較薄弱，坦白說我自己在接觸堯天宮之前，對祖先也沒有什麼概念，受到聖母和吳師父的教導，也看過諸多案例之後，才了解其實人在這個世上生存，跟祖先之間，有著密不可分的連結，這是一個人與祖先、神明共修的時代。

不過有在堯天宮處理過祖先欠點的信徒中，大部分的人對祖先還是很有孝心的，看我們堯天宮辦普渡法會，這麼多信徒願意燒些「敬老金」給祖先當零用錢，就知道大部分的人只要能力許可都會願意對祖先盡一份心。

其實祖先坐在家裡的一角，也佔不到多大地方，早晚上個香、一年拜兩、三次祖先，祂們所求的也不多，滿桌食物也都是人吃進肚子裡，祂們在世時努力的生兒育女，辛苦拉拔孩子長大，讓孩子一代傳一代，才能享受一點子孫的香火，若是祂們過得好，自然也會想要庇佑子孫，這一點從堯天宮那麼多祖先欠點處理好之後人生有所改善的諸多信徒案例可以得到印證，讓子孫過得好這才是祖先想要的，指點子孫是不得已，而不是真的想讓子孫受罪。

至於陽人之間的恩怨情仇，最好盡量不要牽扯祖先進來，例如小孩改姓這種問題，容易引起祖先間的紛爭，看多了祖先欠點的案例之後，人要做什麼重大決定之前最好還是先問問神，三思而後行比較好，畢竟人有人法，陰有陰法，若是做了之後才來求神明幫忙處理，有時候神明也很難收拾。陽人對祖先是一種追思和責任，存著一份敬心和孝心就好，人改得了姓名，改不了血緣，何不想想怎麼生活得幸福快樂比較重要。

我們都了解被祖先欠點影響的無奈和心情，其實信徒知道之後要不要處理，聖母和吳師父都尊重，更不會勉強，畢竟家家有本難唸的經。

處理祖先遇到家族阻力的，義女璦如也很有感，她說：「還好我爸媽生了我弟，不然我可能辦不了祖先。」

「是喔！」我聽到她這段故事時有點意外，畢竟我自己家說辦就辦了。

「對呀！我要去親戚家查拜祖先的資料，他們意見很多，我就叫我弟出面，畢竟他是男孫，他要拜祖先誰能有意見？所以只要我弟挺我就沒問題了。」

我覺得……大家為了祖先都辛苦了。

被祖先欠點影響的人，這根刺若是沒有拔掉，人來求神相助，雖然神也很想幫忙，但是祖先為大，神明是協調的角色，也是為難，若不先處理祖先，卡著這個問題，再問神明什麼事情，難免都會受到欠點影響，只能暫時止痛，無法徹底根治。

陰陽各自安好，雙方都好，陰陽不協調，雙方都痛苦。

總有一天，我們都將會成為祖先或倒房，或許立場改變，感受就不同了。

04 假病、真病

我媽媽後來有好起來嗎？

答案是沒有。

那麼我還相信神嗎？

我信。

當然我希望堯天宮聖母可以治好我媽媽，但是客觀來說當時她的身體已經被癌症破壞得很嚴重了，連外科醫生都已經放棄治療了，要治癒的機會微乎其微。不過我媽認為把祖先處理好，不要留這個問題給下一代，這是她的心願。

吳師父到我家辦祖先時有見到我媽媽，當時他說：「怕這時候處理已經太晚了，這是假病變真病了。」

所謂的假病就是無形的欠點，而真病就是確實是肉體的病症，假病是需要神明來解決欠點，但是真病還是要找醫生，這也是堯天宮的宗旨。

單純的假病有一些特性，就是這個病看醫生都看不好，醫學檢查也查不出具體原因，反反覆覆一直發生，而神明處理完欠點之後，這個病竟然就不藥而癒了。

這樣的案例我們也遇到不少，舉一個最近的案子，有位信女在這一年來鼻子常常流鼻水，有時候整晚流不停，光擦鼻水就要用掉兩大包衛生紙，醫生說是過敏引起的，開了藥給她。

她吃了藥症狀會抑制下來，但是無法根治，藥效過了鼻水還是流，最麻煩的是不能吃冰、不能喝涼的飲料，只要一碰冰的，晚上就不得了了，光流鼻水就讓她整夜不能睡，鼻子擦到紅腫破皮，痛苦不堪，偏偏二〇二〇年夏天有夠熱，不喝點清涼的飲料實在很痛苦，但是想到自己的鼻子，也只能克制下來。

她也有到大醫院做詳細的身體檢查，檢查結果並沒有什麼異常，後來聽人介紹了一位名醫，她去找名醫治療，名醫告訴她：「妳小時候沒有過敏，不可能長大後變成過敏，妳的鼻子應該是自律神經失調，這個好不了了。」

好不了了？！

一個名醫這樣宣判，她也只能接受現實。

但是她還是滿正向樂觀的，就算好不了，總也有辦法可以改善吧？於是她去找中醫治療，除了吃中藥調理，還搭配針灸，每週要去兩、三次，每次頭上要扎四十幾隻針，雖然辛苦，但總不能放棄治療啊！

後來她在堯天宮處理完祖先欠點之後，她的鼻子不藥而癒了，雖然她是很相信神明，但是這種事情真的太不可思議，為了測試她的鼻子是不是真的好了，她還故意狂吃冰、喝飲料，看看晚上還會不會流鼻水，結果鼻子安然無事，讓她不禁覺得這真的太神奇了！從此她就成了堯天宮眾神的粉絲。

如果單純是欠點引起的假病，那麼處理完欠點之後，都滿快見效的。

至於假病變真病，就是一開始是因為無形欠點的影響，但是拖久了漸漸變成了肉體的真病，所以假病加上真病，是雙重的問題。處理這樣的問題，把欠點處理好之後再配合醫生的治療，才不會受到無形欠點的干擾而影響治療的效果。

但是很多事情都有它的時機點，治病更是如此。

我曾問過吳師父：「師父，以前的時代好像比較多神跡治病的故事？」

吳師父說：「以前的時代醫療不發達，沒錢看醫生的人也很多，所以神明有時候會用這樣的方式來救人，但是時代已經不同了，現代醫療科技很發達，又有健保，生病都能去看醫生，所以真病勸大家要乖乖配合醫生治療，以免延誤病情。若是假病變成真病，就需要雙管齊下，欠點也要處理，醫療也要治療，時代在變，我們人的觀念也要跟著改變，這樣才對。」

生病應該要先找醫生，若是醫生治療之後還是治不好，再來請示神明看原因出在哪裡，這才是正確的觀念。

吳師父常告訴信徒要好好保養自己的身體，尤其是年紀大的人，他說：「人活著就是靈和肉體結合，死亡就是靈和肉體分離，靈的部分神明可以幫忙拉住、顧好，但是肉體要靠人自己保養，如果肉體已經無法裝得住靈魂了，那麼靈和肉體也只能分離了。」

身體要怎麼保養？

吳師父說：「吃、睡正常，心情保持愉快，適度的活動，就是在保養，我們人不像車子，可以開去保養廠維修，身體是你的，你自己不保養，誰有辦法幫你保養？你這個身體就像一台車，你開了幾十年了，難免都有什麼地方退化了，如果有欠點，聖母會指示怎麼處理，若是保養不好的問題，你要懂得從自己的生活方式以及心態上去注意，讓你這台車可以再用更久。」

肉體毀壞得太嚴重，就裝不住靈魂了，就像一台車壞了，修了還是壞，就沒辦法開了，這是生命的定律。

不管什麼年齡，都要保養身體，身體以外的東西都是身外之物，人的快樂、痛苦，都源自於這個身體所給予的體驗，看過受病痛折磨的人，就會了解人生最大的財富莫過於健康的身體，所以要懂得善待自己，因為這個身體的好與壞都只有自己能夠承受，沒有人能夠代替，但是身邊的人會一起難過。

這是我經歷過母親生病的過程，所體會到的領悟，看著生病的她，我能做的不多，所以我祈求堯天宮聖母幫助她，減少她的痛苦。

我媽媽過世是辦完祖先之後兩年左右，雖然她的病沒有好起來，不過我知道聖母還是幫了她很多，不管是在她過世前，還是過世後，聖母還是一直在幫忙安排她的道路，而這也是我由衷感激堯天宮眾神的原因之一。

05 生死之間，救或不救？

來堯天宮問事的年輕人不少，這一天來了三個三十幾歲的年輕男女，神情沉重，其中一個男生說：「我爸爸突然腦溢血，現在住在加護病房，我想要問聖母該怎麼做？他還會不會醒過來？」

他父親的年紀並不算老，如果能救相信做子女的一定想救。

其實在堯天宮遇到子女問父母親的事情，大部分都和健康有關，而父母親來問子女的問題，項目可就多了，包山包海。

吳師父幫他們請示聖母，聖母出了籤詩，吳師父看了看，搖搖頭說：「不好。照這個籤看是壽元到了，應該不太樂觀，你們要有心理準備，如果醫院說要急救，你們要多考慮一下。」

聽到聖母和吳師父這樣說，他們都說不出話來，強忍著情緒，一個本來好好的人，突然之間變成這樣，實在讓人很難接受。

於是吳師父又繼續說：「應該人是求一個好生，求一個好死，如果好得起來，求神幫助他好起來，如果好不起來，應該讓他安詳的離開，最怕是在那邊拖，受盡折磨。」

可能是因為這個年輕人也來問事過好幾次了，算是有點熟識的晚輩，吳師父那天語重心長的把自己的經歷說給他們聽，他說：「我也經歷過這些事情，當年我父親倒下的時候，醫院問我們要不要急救，當時我們決定要救，醫院是用儀器讓他的心臟可以繼續跳，但是其實他也醒不過來了，人其實是已經死了，只剩心臟在跳而已，到最後他的身體開始爛，多拖了這些時間在受苦，後來我想一想我這樣做也是不對，這樣不是孝順，反而是在害他。」

我跟在吳師父旁邊學習，靜靜在一旁聽著，看到他們有的人抿著唇忍住眼淚，有的人望向遠方隱忍情緒，我的眼眶也有點熱，我看吳師父這麼沉穩、平和的說著這些話，我覺得自己超不專業。

「謝謝吳師父。」他們道謝後離開了。

過了不到一週，年輕人告訴我們他的父親過世了，他本來想趁父親還在的時候處理祖先欠點，現在只能等到父親對年後再處理了。

我覺得濟世的工作的難處就是在這裡，要怎麼說出口，那些令人失望的答案。很快的走，讓人沒有準備，和拖很久離開，心理上有準備，哪一種比較痛？其實都很痛。

人生難免會遇到事情，問了神，先有個心理準備，也是一種無形的力量。

另外一位李信女與堯天宮結緣已經好幾年，已屆退休年齡的她對娘家的父母親十分有孝心，年邁的父母總是需要子女多費心，她也不辭辛勞的照顧他們。

有一天她跟我們聯絡，事態緊急想要掛特別號問事，因為老母親突然入院，意識不清，想問吳師父方便問事的時間，於是隔天傍晚她與幾位兄弟姊妹就來堯天宮問事了。

吳師父幫她請示聖母，聖母指示老母親的心願，賜了籤詩。

吳師父問她：「妳媽媽現在還能說話嗎？」

李信女說：「沒有辦法。」

吳師父點點頭，說道：「她沒有辦法說話，她心裡在想什麼妳們不知道，但是聖母知道，她對這個家庭、子女的種種事情，她的要求好像都比較高，所以有些事情沒有達到她的心願，她心裡還放不下。」

李信女說：「可能是我讓她失望吧，其他姊妹的婚姻都還不錯，我的比較不好。」

吳師父說：「應該她這個年紀身體這個情形，要讓她放得下，如果她的罣礙放得下，應該很快會離開，如果放不下，可能會拖，我認為妳們應該盡量跟她說些好話，讓她安心的離開。」

李信女眼眶有點紅，但還是很鎮定，問說：「不能讓她再多陪我們一段時間嗎？」

吳師父說：「這個妳要跟聖母說，但是不要強求，妳可以求聖母說如果她好得起來，讓她快點好轉，如果好不起來，不要讓她受苦。」

「那聖母說了她心裡的罣礙，我們現在該怎麼做？」

「看她有什麼事情最讓她放不下，說一些話讓她放心，也不要跟她說她好不了，應該跟她說什麼都不用擔心，她會好起來。」

「應該她最放不下的是我爸爸，因為我爸爸的身體不好，一直都是她在照顧，所以我是不是就跟她說，我會負責照顧爸爸，請她不用擔心？」

吳師父點點頭。

過了幾天，她聯絡我們說母親離世了，想要請我們稟報聖母庇佑母親在另外一個世界能夠過得好。孝順的她從母親活著的時候就幫母親點堯天宮的元辰燈，到她離世仍然繼續幫她點著元辰燈，祈求聖母護佑她母親的靈魂。

關於這類的案例，吳師父教導過我，人在快要死亡的時候，是一門學問，人的心願和執著牽引著靈魂不肯離去，有些人會彌留很久，其實對當事人和家人都是一種折磨，所以他們意識雖然不清醒，但是都還聽得見，盡量要說些讓他們安心的好話，讓他們平靜的離開，這樣對他們的靈魂來說也是一種幫助。

不過堯天宮眾神也是有把人從鬼門關救回來的案例的。

三十幾歲的吳弟子與堯天宮結緣好幾年了，主要是為了他父親的身體，與堯天宮認識時父親已經罹患癌症，情況也是一度危急，他們向神明投願，也幫父親點元辰燈，當時順利把父親的命給救了回來，這幾年身體保持得都相當平穩。

但是二〇一九年父親的身體突然有變化，送進醫院急救，情況不太樂觀，他們全家人感情十分緊密，吳弟子立即到他家附近的大廟請示，求得籤詩給吳師父解籤。

吳師父看這籤詩情況不是很好，就跟他解說籤詩中神明的提醒，如果要插管要慎重的考慮。

後來他父親插管急救了，吳弟子心急如焚，又前往大廟請示，大廟神明告訴他：「堯天宮有辦法救你父親。」

於是他跟吳師父聯繫，請吳師父幫忙救救他父親。

愈是危急的時刻，吳師父愈冷靜思考，於是吳師父告訴他：「我先把你父親的元辰燈移到佛祖那邊，先讓佛祖把他的靈魂拉住，看情況如何我們再請示神明，如果有夢境要趕快請示。」

這當中神明不斷有給吳弟子託夢，吳師父也不斷幫他們請示夢境和神明的指示，神明指示到哪裡，吳師父做到哪裡，歷經好幾個月的努力，也遵從了好幾件神明指示的安排，終於他的父親不但脫離了危險期，現在也回到家中正常的生活了。

吳弟子和母親來堯天宮感謝神明，當時是新冠肺炎疫情最緊張的期間，大家有錢都買不到口罩，他們特地帶了一盒口罩和酒精來送給吳師父。

他說：「真的非常非常感恩堯天宮聖母和吳師父，當初我父親在大醫院住院，醫生都說應該是沒救了，他的感染指數破表，破了醫院最高感染指數的紀錄，沒有想到他竟然還能康復出院，連醫生都說這是奇蹟。口罩和酒精現在外面有錢都買不到，我們是在管制之前搶購到的，堯天宮這麼照顧我們，我們也應該要照顧吳師父和師母。」

看到這一幕，信徒的感恩讓一切的辛勞都有了意義。

我看著神殿內的眾神，或許祂們也正在微笑著。

人有生就會有死，生死這種大事，還能不能救？該怎麼救？真的是處處學問。

06 吳師父解籤

想一想，人會來求神，是因為生命有一些自己掌握不了、不知該怎麼辦的時刻，能做的也只有求神。

不曉得大家想像中的神是什麼模樣？是金光閃閃？還是威風凜凜？是溫暖慈悲？還是威嚴肅穆？來堯天宮這幾年，神與我原來想像的不太一樣，但是也有很多超乎想像的部分，覺得祂們怎麼這麼聰明、這麼厲害！神要了解人很容易，但人要了解神比較難。

吳師父說起他跟神明的故事可以有一拖拉庫可以講，畢竟他從三十歲不到的年紀遇到金府千歲和五萬善爺開始神蹟就不斷，有辦法把一個鐵齒的年輕人，變成今天神的代言人，神明在吳師父身上也是花了好一番功夫才走到今天神人合一的境界。

若要說起解籤的功力，吳師父實在很厲害，我這樣說可不是一味拍馬屁，而是有事實佐證的，因為籤詩是千變萬化的，配合不同的人事時地物，神明的破題，以及籤詩的搭配，解法都不一樣。

舉一個例子來說明，也許大家比較能了解到底我為什麼這樣說。

有一位五十出頭的信女淑惠（化名）為了孩子的問題來堯天宮求助，聖母指示她有祖先欠點，但是礙於婆婆往生還沒有對年，所以還不能夠辦祖先，儘管她心急如焚，也只能耐心等待。

雖然還沒對年不能辦祖先，但神明還是不斷有幫忙處理她的事情，除了孩子的事情之外，能幫她做的、該讓她了解的，也都有一一指示她，這個過程讓她對堯天宮神明的信心也與日俱增。

有一天，她來請吳師父幫她問事，她說：「吳師父，我的眼皮有一點點下垂會遮到眼睛，影響到視線，醫生建議我動個小手術，我想要問問聖母動手術好不好。」

吳師父看了看她的眼睛，覺得似乎也不是很嚴重的問題，但還是幫她請示聖母。

聖母賜了一首籤詩：

戊寅籤〈呂蒙正中狀元〉

選出牡丹第一枝
勸君折取莫遲疑
世間若問相知處
萬事逢春正及時

於是吳師父告訴她：「妳今年運還不是很好，因為妳婆婆還沒對年，也還不乾淨，所以最好明年逢春之後再開刀，應該妳眼睛的問題不是很嚴重、很緊急的問題的話，等這些事情過了之後再處理比較好。」

一般家人往生還沒有滿一年就是俗稱的「不乾淨」，傳統習俗上有很多要避諱的。

淑惠點點頭，表示：「了解。」

淑惠是個對神有誠心，對問神、解籤也很有興趣的信徒，神明指示過的籤詩，吳師父解釋過的話，她都會錄音存檔下來再好好思考及研究。

過了一段時間，淑惠做了一個夢境，夢到她往生的婆婆，以前婆婆在世的時候婆媳間並不是很親近，夢中婆婆對她態度也不太友善。

她來堯天宮之後因為感受到神明的幫助和很多神奇的體驗，所以很誠心的常常來拜拜，神明也幾次託夢指示她一些事情，所以當她做了這樣的夢之後，立刻趕來問事。

吳師父聽她敘述完夢境，幫她請示聖母這個夢境的指示，聖母指示這個夢境是她的婆婆有話要說，並賜了三首籤詩。

分別是⑴戊寅籤、⑵籤王、⑶乙亥籤。

吳師父看了看，說：「妳先生家以前的成長環境應該不是很好，也是有點辛苦的家庭，不像現在這麼優渥。」

淑惠點點頭，「我先生是跟我結婚之後，事業才開始變好。」淑惠和她丈夫兩個人是經濟條件還不錯的信徒，但是我們並不是很清楚他們的成長背景。

吳師父繼續說道：「妳婆婆來指示這個籤詩，是說她生這個兒子這麼將才，從一個經濟環境不太好的家庭能夠爬到現在這個地位，是她生得好，她教得好，不是妳很會嫁。」

淑惠聽到吳師父這樣說，反應可大了，一方面哈哈大笑，一方面又感到無言，因為這確實是她婆婆的個性會講的話，是她婆婆的想法和口吻沒有錯！除了點頭，她還能說什麼？！

吳師父又說：「所以你們今天遇到孩子這個問題，一方面是祖先欠點來影響，一方面是你們比較不會教孩子，她比較會教孩子，還好你們有找到夠力的神聖來幫你們處理問題，不然還不只是這樣而已，雖然有吃一點苦頭，應該後面會慢慢平靜了。」

淑惠聽完聖母的指示以及吳師父的解籤之後，實在覺得太不可思議了，回去之後還忍不住拿著籤詩、聽著錄音，不斷的回想。

沒幾天她又來到堯天宮，跟我們閒聊說起這件事，她說：「我那天回去晚上真的是睡不著，一直想，到底吳師父是從哪裡看出我婆婆講這些話的？吳師父根本就不認識我婆婆，他怎麼知道我婆婆的個性？而且上一次請示眼睛開刀的問題也是戊寅籤，這次我婆婆要說的話也是戊寅籤，怎麼解釋起來完全不一樣？我看戊寅籤裡面哪裡有一句話是我婆婆講的話？應該是吳師父編的吧！但是怎麼會編得這麼準！我跟我先生說，我懷疑吳師父根本是通靈了吧！」

淑惠講話也很妙，我們忍不住笑了起來。

淑惠又說：「所以我覺得這個解籤真的不是這麼簡單，有辦法解到這個程度，真的是太深奧了，我看解籤的書就算翻爛了也不可能學到這門功夫。」

這話說得很到位，切中要點，我想起吳師父常說：「我到現在都還在研究籤詩的奧妙，如果解籤翻翻書就都會解，那還需要研究嗎？」

不管來堯天宮多少年的信徒、義工，聽過多少吳師父解的籤，對於吳師父的解籤功力，仍然是打從心底佩服他。

07 神明有多準？

因為堯天宮神明在允筊、指示真的是太準了，連吳師父有時候都會感嘆說：聖母的杯準到會嚇人。

我最近問師母說：「師母，聖母是從以前就很準，還是現在要建廟正在發揮所以特別準？」師母說：「我的感覺是從以前就很準，因為祂們說的每一件事到最後都應驗，別人的感覺怎樣我不知道，但是我跟了祂們四十幾年，我覺得一直都很準。」

師母常說起她的親身經驗，所以她真的很感恩堯天宮的神佛，如果不是祂們，她早就已經不在人世了，哪還能享受天倫之樂，一家圓滿。

怎麼說聖母的杯準到嚇人呢？舉一個例子來說吧！

有一次線上代問的案件，信徒陳先生在問事單上描述他的問題，說這幾年總覺得家運不太順，母親慢性病過世，自己工作也浮浮沉沉，太太身體罹患癌症，治療之後又復發了，想請示聖母家運方面。

聖母賜了一首「庚午籤」。

庚午籤〈郭子儀夫妻祝壽七男八女〉

平生富貴成祿位

君家門戶定光輝
此中必定無損失
夫妻百歲喜相隨

線上代問是吳師父解籤，由我將他說的話打成文字回覆給信徒。

吳師父看了看籤詩，思索之後搖搖頭，說：「不太對，他這個情形來出一支好籤，也沒有講別的，這個是要怎麼解釋？」

吳師父問我，當然不是要我回答，即使是吳師父這樣經驗老到，他在解籤還是很謹慎的。

我說：「師父，那現在要怎麼辦？還是你再請示一下聖母？」

於是我們走進殿內，吳師父再次請示聖母，經過一番請示，聖母說：「此事超過我堯天宮神聖的權限，請信徒先到天公廟請示，才能做後續的指示。」

於是我照這樣回復給信徒，當然也沒有提及庚午籤的事，等信徒請示完天公再看神明怎麼指示。

陳先生收到我們的回覆後也很快的去天公廟擲筊了，沒多久他回訊說：「我在天公廟問了滿久的，天公有賜一張籤詩，再麻煩你們了。」

他將籤詩拍照貼上來，我看到忍不住「咦」了一聲，竟然也是「庚午籤」！

台灣的宮廟用六十甲子籤是比較普遍的，當然也有一些宮廟用比較特殊的籤詩，而陳先生去的天公廟也是用六十甲子籤。

要知道我們請示籤詩都是以三聖筊為準，也就是說要連續三個允筊，而六十甲子籤包含籤王總共有六十一支籤，雙方在不同宮廟、不同時間請示都抽到同一支籤，這樣的機率是多少？

我馬上跟吳師父說了這件事，吳師父也覺得很驚訝，說：「那表示問得沒有錯啊！連天公也賜庚午籤……」

但是吳師父不愧是老先覺，立馬察覺事有蹊蹺，案情不單純，在吳師父抽絲剝繭的追問之下，聖母才指示了欠點的原因，後來陳先生也很配合神明的指示，順利解決了欠點。

為什麼神明不直接出欠點的籤詩就好了呢？

當然神明會這麼迂迴也有祂們的原因，若不如此我們可能也問不到那裡去，不過也得要像吳師父這樣懂得神明的個性，才會再深入追查。

不過庚午籤並不是欠點的籤詩，這個案件是例外而非原則，大家不要把例外當作原則，這樣反而容易誤解神意。但是也正因為堯天宮出了庚午籤，陳先生到天公廟自己求籤也同樣求到庚午籤，他才覺得神奇且不可思議，而有了決心堅持處理到底，最終順利圓滿的完成了。

所以神明有時候處理一件事的過程和方法，也有很多的深意和道理在裡面。

不過這種神準的情況，對吳師父辦案來說早已經是屢見不鮮了，比如說處理祖先案件大部分都需要處理倒房，送祂們到有緣的宮廟轉世或修行，有時候在堯天宮請示所賜的籤，到了送的宮廟神明那裡，又再賜相同的籤，曾經有過一位信徒在堯天宮請示時賜了兩首籤，到了送倒房的宮廟那裡又賜了同樣的兩首籤，若要用機率來算，應該是非常的低吧！只能說這就是神蹟，讓人見證神在哪裡。這也就是吳師父說堯天宮神明的杯準到嚇人的最佳證明，當然協助處理祖先、倒房的宮廟神明們也是非常準、非常靈驗，雙方合作無間，才有可能創造這樣的神蹟。

我們在堯天宮久了是被嚇到滿習慣了，信徒偶爾被嚇一嚇，也是滿好的留念。

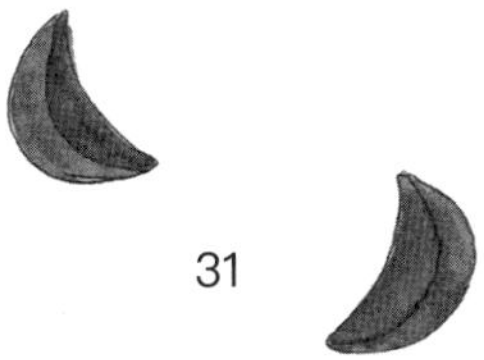

其實吳師父當然也不是一開始開宮濟世就有現在的功力，而是一點一滴累積進步的，吳師父回憶說：「神明是一點一滴的教，遇到什麼案件要怎麼處理，我沒有人師，都是神教的，比如說今天晚上睡夢中教了一道符，三天後就用到了，然後用了之後不是就算了，我還要追蹤看看有沒有效果。」

所以當我覺得壓力很大的時候，師母都安慰我說：「不用擔心啦！只要神要用妳，自然就會教妳了，像我尪，要做什麼事，神三天前就跟他說了，當初開宮之前也是什麼都不會，也不知道開宮要做什麼，我還問說門口安個天公爐就是在開宮喔？結果開下去自然神就開始教了。畢竟他是四十幾年的經驗了，該會的他都會了，以前他沒有人可以問，妳現在有我尪在教，應該妳會學得更快。」

吳師父也說：「修道不要想說要一步登天，應該要一步一步來，一下子想到太遠會亂掉，反而不好。」

有些信徒也對修道方面有興趣，其中有幾位也已經知道將來必須要走上與神配合濟世的道路，他們希望吳師父可以帶領他們如何走這條路，吳師父是過來人，都是這樣語重心長的提醒每一個人的。

吳師父和神明也不吝嗇的要在書裡大方的公開他們的修道經歷，讓不管是感到好奇的、有興趣的還是有類似命運的人，能夠一窺道教修行的秘辛。

堯天宮創宮之初只有三位開基的神尊，分別是「大聖母」、「五萬善爺」以及「大元帥」，大聖母和大元帥都是笨港口港口宮分靈的神尊，而五萬善爺自然是吳師父開宮之前就奉拜的第一尊神明，是從雲林金湖舊港邊萬善祠奉請的。

至於吳師父的第一位恩「神」金府千歲，其實吳師父飲水思源，開宮之初就有想要奉請祂的分靈，但是可能時機未到，金府千歲當時沒有來堯天宮，過了四十年，也就是堯天宮遷宮到現在的鳥松廟址之後，金府千歲才託夢說祂要來堯天宮幫忙濟世及建廟，現在金府千歲的分靈也已經來到堯天宮，坐在堯天宮神桌正中央的就是金府千歲的金身。

剛開宮的時候，吳師父並不是用擲筊問神來辦案的，而是用傳統的乩身起駕的方式，神明附在乩身身上寫字，吳師父是「桌頭」，負責看佛字翻譯。

吳師父怎麼會看佛字呢？當然是神教的。

吳師父回憶當時神明的教導，晚上睡覺時，五萬善爺和大元帥將他的靈魂帶到一個深山之中，擺好一個案桌，祂們在案桌上教他寫字、看佛字。有時聖母化作一位穿白紗衣的女子，手上拿一籃仙桃水果，與吳師父邊走邊用詩句對談，聖母說一句，吳師父就要對一句，就像古代吟詩作對那種感覺，吳師父回答正確會有仙桃可以吃，有時吳師父覺得有個字比較難唸，將那個字忽略過去，不但沒仙桃可吃還會被聖母責備，差點沒被聖母打，十分嚴格。

這樣的問事方式一定要有乩身來配合，台語有句厘語說：「一個乩童，一個桌頭。」雖然以國語的涵意來說是比喻兩個人很會唱雙簧，但是會用這個組合來比喻，可見乩童和桌頭之間是要很有默契彼此配合、缺一不可的兩個角色。

吳師父也訓練過不少位乩身，乩身不是剛附身就會辦事，也是要讓神明教導一段時間，培養默契，才能夠上陣。就像是學開車，剛學的時候先學怎麼開，但是沒有辦法開得很好，必須練習到很熟悉了，了解車子的性能，遇到什麼樣的路況知道該怎麼處理，這樣才算是會開車，上路才不會手忙腳亂發生危險，乩身跟神明的配合也是同樣的道理。

所以好不容易訓練好的乩身，配合一段時間之後不願意好好配合，讓吳師父感到很挫折，因為當時吳師父有在做事業，每週有固定時間讓信徒問事，吳師父也沒有收信徒的紅包，乩身的車馬費是吳師父自己掏腰包來補貼給乩身，但是有時候信徒都來了，乩身卻沒來，讓信徒空等，或是信徒有事想額外請他來起駕問事，乩身卻推三阻四，幾次之後吳師父找他深談，他剛開始有改善，後來又故態復萌，之後便不了了之了。

當然乩身一起駕就是好幾個小時，也是十分辛苦，但是既然要為神和信徒服務，也是向神發願許下承諾的，無法堅持下去，難免讓人感慨。

吳師父和神明當然也不是只用過一個乩身，後來神又訓練了一個年輕人來扶鸞轎，配合得頗順暢，後來年輕人交了女朋友，想要娶老婆了，但是女朋友結婚的條件就是他不能再做乩童才要嫁給他，於是年輕人便向聖母及吳師父請辭了，吳師父雖然感慨，但也能夠理解。

其實神明要用一個乩童也不是隨便抓一個來用，是要有那個命格才能用，就像這位年輕人，當時要採他做乩時，五萬善爺有交代把他的父母家人找來，五萬善爺跟他們說：「堯天宮要用他做乩身，他的家庭我也會照顧得很好，只要他好好與我們配合，你們家的事情都交代在我這裡負責，你們同不同意讓他來做我堯天宮的乩？」

他的父母也都同意了。

後來他結婚沒有做乩身之後，生了兩個孩子，但是孩子還很小的時候他就過世了，他的幾個兄弟有的也英年早逝，五萬善爺當時的話其實有祂的深意。

並不是因為不做乩童而被神明懲罰，而是祂會選擇一個人做乩童是因為這個人的命運需要神的幫助，所以「神助人、人助神」，叫做「相抵」，有的人不了解其中原委，以為是被神處罰，其實是天大的誤解。

所以奉勸要走神職這條路的人不要半途而廢。

經歷過一而再、再而三的乩身不穩定的波折，吳師父有點灰心喪志，但他還是努力的堅持下去，不願意被現實打倒，但是想來想去未來就算再繼續培養乩身，也可能一再遇到相同的問題，這也不是長久的一條路，於是他跟聖母商量是不是能夠不靠乩身就能夠問事、辦事？

聖母說：「弟子，如果你要不用乩身來配合辦事，那麼你的能力要再提升，我會教你怎麼用擲筊來問事。」

於是聖母指示吳師父要閉關學習，但是也不是馬上學擲筊，而是先學如何「辦案」，也就是聖母先教導他遇到什麼情況要怎麼處理案件，以及各種辦案的原理及方法，等吳師父都了解了之後，聖母「最後」才教吳師父怎麼擲筊問事。

所以這就是為什麼吳師父問神，和我們一般人問神有差別的原因，因為吳師父是問了「頭」就知道「尾」，他是頭跟尾都想好了才向神明提問的，但是一般人在向神明問問題時，頭跟尾在哪根本都不清楚。

當然這是很正常的，畢竟不是每個人都像吳師父這樣被訓練了四十年，舉我自己學習過程常被吳師父糾正的經驗來說吧！聖母常用託夢來讓我們練習問神，也是教導我們一些人生的道理，問完之後我們通常都會再請教吳師父，或是問不出來時也會請教他。

當然我們也有問對的時候，吳師父會再加以解說，讓我們更了解神明要教導的深意。但是問錯的情況也是有的，這時候吳師父可能會這樣說：

「沒有問出重點。」

「不太對，跟夢境合不起來。」

「妳問這一句，要怎麼收尾？這樣沒有答案。」

「妳這樣倒著問不對。」

「妳這樣問沒有頭、沒有尾，從中間問不對。」

「前後對不起來，妳問到亂掉了。」

「只對了一半，有些細節沒有問出來。」

「問到這樣，那妳要再繼續問下去。」

「問到這裡就不要再問下去了，再問下去妳會亂掉。」

……

……

非常感謝聖母和吳師父的教導，幾年下來讓我駑鈍的頭腦稍微打磨得光亮了些，這些話最近比較少聽到了。

吳師父曾跟我們分享過他自己的一個夢境，在堯天宮第一本書出版之前，他夢到自己博士畢業了，醒來之後他心想：「我的兩個徒弟博士畢業有書可以教，我博士畢業可以做什麼？」過沒多久，書出版了，信徒爆多，他才知道自己在問神濟世這個領域拿到博士可以做些什麼。

吳師父即使已經有如博士畢業很會問神、辦事了，但是跟隨吳師父這幾年，我們覺得他還不斷在進步，這不是我一個人的錯覺，連嫁給他五十年的師母，以及認識他二十年的博士徒弟謝竺樺教授也都不約而同這樣說。

師母說：「妳看我尪，這幾年神在發揮，他問了多少信徒的事，難怪他現在愈來愈厲害，斷得都很準，這個就是經驗。」

智慧是從經驗當中一點一滴累積的。

學無止境，吳師父說他還在三藏取經，信徒能夠遇到現在的吳師父，可以多聽到他的人生經，也是一種福份。

09

天才？地才？

如果說天才是天生的，地才是後天努力的，那麼吳師父是天才還是地才？

有讓吳師父排解過疑難雜症的人應該都會跟我有相同的感覺，覺得吳師父頭腦很好，也就是我們想不到的，他能想得到。

其實吳師父回憶自己小時候的成長，覺得自己沒有特別聰明，也沒有在想什麼，就這樣懵懵懂懂的成長。

當然我覺得這也跟時代、環境有關，那個年代的父母礙於生活環境，比較不會緊盯著小孩的成長，而以前那個年代生活很單純，不像現在有電視、手機、網路，充滿各種環境的刺激，不同世代的小孩有很多不一樣的特質。

人的人生要有一些刺激才會認真的去思考，吳師父第一次認真思考人生是在他少年的時候。

由於吳師父是長子，底下還有六個弟妹，他的父親捕魚維生養活一家九口人，日子過得清苦，吃得不好也常常吃不飽，那個年代很多窮苦的人沒有機會讀書認字，但還好吳師父的父母不希望孩子是文盲，所以吳師父有唸小學，小學畢業後有去村子裡的漢語學堂學漢文，就沒再在學業上深造了。不過我從來沒有聽吳師父抱怨過父母沒有給他唸多少書，才讓他命運如何如何，相反的他始終相信只要自己肯努力打拚，靠他自己的力量，終有出人頭地的一天。

他十幾歲開始就幫忙父親出海捕魚，這件事有個額外的福利，就是當漁夫們捕到魚做了分級之後，有一些特殊、不好分級的魚就不會賣了，留下來大家煮來分食，這是吳師父難得享用美味的時刻。

但是捕魚的工作也有風險，有一次他和父親出海捕魚遇到颱風，巨大的風浪讓漁船險象環生，這個經歷刺激他開始思考人生，他心想：「我和父親為了捕魚冒生命的危險去拚，捕魚也賺不了幾個錢，萬一我們兩個有個三長兩短，家裡六個弟妹不就都要餓死？我的人生只能這樣過嗎？」

他的家鄉是雲林的鄉下地方，雖然是窮鄉僻壤，但是那個年代也不是很流行離鄉背井，吳師父考慮了很久，終於決定到大城市闖一闖，他心想：「反正只要我有一口飯吃，餓不死，總有辦法的。」

當時的他年僅十七歲，聯絡了住在高雄的親戚，他來到高雄投靠親戚以及找工作，第一次來高雄並不順利，他沒有找到工作只好回雲林了，但是他沒有放棄，後來親戚幫忙引薦到茂發木業工廠打工，他才終於順利來到高雄，從此落地生根。

這是他的第一份工作，從一個打雜、撿木材餘料的打工小弟，認真學習、把握機會，沒多久升到二手製材師傅，然後又升到頭手製材師傅，薪水也提升了好幾倍，後來他跳槽到另外一家木材工廠，薪水又再提升，當時一般頭手師傅的薪水已經可以養活一家四口，而他的薪水可以達到他們的兩、三倍。

「為什麼師父的薪水可以比別人多呢？」我好奇的問。

「因為那時候我年輕力氣夠，又比別人拚，再難切的木頭我都有辦法處理，產值比別人高，所以老闆願意付我這個薪水。」吳師父說。

吳師父發現做木材工人收入不錯之後，也引薦了鄉下的弟妹們來到大城市打拚，一起為脫貧而努力。

吳師父有天賦，也肯努力，雖然出身條件不好，但是不向命運低頭，或許這才是一個人成功的特質。

如果天才或地才是和別人比較出來的，那麼今天跟甲比你是天才，明天跟乙比變成蠢才，那麼到底你是什麼才？人生只能不斷的和自己比，最終每個人都會為自己的人生證明自己是誰。

記得三年前進香那天，神明起駕時說：「吳弟子從一個鄉下貧困的小孩，跟著我們眾神奮鬥打拚到這個程度，足以令天地感動。」

那一天是上百位信眾熱熱鬧鬧恭迎金府千歲回堯天宮安座的日子，神明來說這段話，有很深的象徵意義。

想一想，他隻身一人，沒有背景，沒有資源，沒有學歷，憑著他的雙手和頭腦，配合神助、自助，走到了今天，雖然大廟還沒有建起來，但是已經有一片基業了，他不僅幫助了自己，也幫助了很多的人，證明當初金府千歲慧眼識英雄，沒有白救他，當初那個落魄、失敗的青年，如今成了滿頭白髮的師父，受到眾神、眾人的認同，想必金府千歲也感到十分欣慰。

我來到堯天宮之後，神明時常勉勵我們這些義女、徒弟，聖母說：「你們要努力學習，成為人上人。」

人不是要唸多少書、賺多少錢才叫人上人，那麼怎麼樣叫做「人上人」呢？

吳師父說：「做事做得比別人好，能解決問題，待人處事受到很多人的尊敬和認同，這就叫做人上人。所以神為什麼受人敬重、奉拜？因為祂們做的事受到天地人鬼神的尊敬和認同，所以祂們成為神。」

在道教修行的這條道路上，吳師父總是這樣教導我：「人外有人，天外有天，人要做到讓別人來肯定，不是自己吹噓自己多厲害。」

謙受益，滿招損，懂得待人處事之道，才能成為立於不敗之地的將才。

10 失敗不是失敗

這句話絕對不是在自欺欺人，而是走出失志、重新振作的意志。

吳師父人生經歷最重大的挫折，就是第一次創業就失敗。

很多人面臨失敗首先會覺得沒有面子，但吳師父認為失敗就反省、檢討、改進，有失敗才有成功，大家看他現在活得比失敗之前更好，可見失敗有時是上天的禮物，未必是件壞事。

但是失敗這件事當然也不像我語氣講得如此輕鬆，那個過程的痛苦是非常非常難受的，黑暗得猶如看不見曙光，不知道人生的下一步該怎麼走，怎麼樣才能夠脫離這種困苦的境況。

很多信徒面臨創業、工作上的困難，這對人生來說是很大的煎熬，尤其如果必須要負擔一個家庭的經濟重擔，真的非常折磨人心。

在堯天宮問事的案件中，工作、事業佔比很高，因為這是人在這個社會上生存最直接的一個問題，經濟不好，家庭也很容易出狀況。而想要結婚生子的人，若是沒有一份收入當基礎，也很難去談婚論嫁，這是十分現實的一個問題。

舉幾個信徒常問的問題吧！

「我在公司被主管刁難，快要做不下去了，但是家裡經濟要靠我，如果沒有收入我擔心小孩的學費、房貸付不出來，壓力很大，請問我可以離職換工作嗎？」

「我覺得這個工作沒有前景，做得很無力，但是又不知道該換什麼工作。」

「我工作壓力很大，做的事情比別人多，薪水也沒有領得比較多，同事也不會幫忙，主管也不幫我，我覺得做得很痛苦。」

「我自己開業已經幾年了，但是一直做不起來，不知道該不該繼續下去。」

「我想要考高考或國營事業，請問我考得上嗎？」

「我的公司經營狀況很不順，明明訂單都快到手了，就會莫名其妙沒了，是不是有什麼欠點？」

「我失業幾個月了，找不到合適的工作，請問我什麼時候找得到工作？我適合什麼樣的工作？」

工作和家庭往往是分不開的，家庭不和睦會影響工作表現，工作壓力會影響家庭和諧，人生的幸福或痛苦，與此息息相關。

吳師父就業之路走得很順，但是創業完全是另外一回事。

可見不是一個人聰明、肯努力就一定會成功，人生要成功需要懂得成功的思維。

吳師父做頭手製材師傅時與師母李月書相親結婚，婚後小孩很快就來報到了，日子過得挺平順，但是吳師父始終沒有放棄年輕時創業的夢想，所以跟妻子商量辭掉工作來創業。

師母是他雲林的同鄉，但不同村子，她是地主的女兒，而他是窮人家的兒子。師母的觀念很傳統，嫁雞隨雞，丈夫說要創業，她也很支持他，於是把嫁妝也拿出來支持丈夫的理想。

當然吳師父要創業也有事先評估過，他選擇自己熟悉的木材生意來做，做的是中盤商的生意，找到客戶訂貨，再去上游進貨，賺取中間的差價，應該風險相對很小。

但是事業進行下去卻不像一開始想的那麼簡單，經過三年的經營，二十幾歲的吳師父賠光了所有積蓄，夫妻兩人開始過著有一餐、沒一餐的日子，前途茫茫，連吃飯都成問題，原本懷抱著成功燦爛夢想的吳師父面臨了人生最重大的挫折，轉眼跌入谷底。

師母回憶當時的情況，說：「那時候我們兩個窮到連飯都沒得吃，有時候一條魚、一點飯，兩個人分好幾天吃，沒錢吃三餐，就吃一餐就好，餓了就多喝一點水，我去拿些手工回來做，賺一點吃飯錢，他也會幫忙我，就這樣度日。還好小孩有鄉下的父母幫忙帶，我們也不敢回去求助，因為當初我要嫁我尪的時候被一些親戚講話，說他家裡很窮，嫁給他的話以後我們搞不好要去做乞丐，我就是不願意被人看笑話，也不想讓父母擔心，所以再怎麼苦都咬牙撐下去。」

這樣的日子過了一年多，身體苦，心也苦，師母至今回想到那些日子都還會怕，但這也成為了她日後出去拚事業的一種動力。

但是既然這個事業的創業風險比較低，怎麼會落到這番田地呢？我將心中的疑惑問了吳師父。

吳師父說：「那時候被惡意倒帳，有一些客戶剛開始的時候往來都很正常，後來叫貨叫得比較多，就跟我說要用開票的，票期長一點的話利潤會更高，於是我就接受了，後來好幾個客戶就陸續跳票了，我周轉不過來，只好倒閉，但是還好我沒有到處借錢來填補那些洞，所以沒有愈陷愈深，除了欠上游一些貨款之外，我沒有欠親朋好友的錢，我的信用還在，所以後來我要東山再起，身邊的人也願意幫助我。」

那時候吳師父還很年輕，也有工作能力，有些朋友也建議他可以改做一點小生意，擺攤賣東西，起碼可以維持生活，但是吳師父並沒有做這些選擇，因為他知道那並不是他的人生目標，他讓自己沉澱、思考，他不斷的想：別人做生意會成功，而他卻失敗，究竟原因出在哪裡？

吳師父並沒有怨天尤人，去怪那些欠錢不還的人，他認真的反省、檢討自己，努力找出自己失敗的原因。

吳師父後來得出一個結論，他的問題出在「認識」這兩個字，對人、對事、對社會甚至於對自己的認識不夠，不知道成功在哪、失敗在哪、不懂得機會在哪、風險在哪，這是他痛定思痛而得到的反省。

有些創業或是做業務的信徒事業施展不開，其實常常都是落入了與吳師父當初相類似的問題而不自知，所以信徒來問事，吳師父走過這些心路歷程，再配合聖母的指示，他可以很快的判斷出信徒的心情、想法、問題點，以及最重要的就是找出現階段的正確方向。

吳師父面對了自己的錯誤，就是「貪」這個字。

吳師父說：「做生意一定要貪，不然做什麼生意？但是貪要貪得差不多就好，不能夠貪過頭，不然容易遇到危險，一個不小心就整個失敗了。」

信徒詢問工作、事業方面的問題的情況很多，不是錢賺得多的人就不苦，有些事業做很大的大老闆過得比一般人還要痛苦，每位信徒的原因不同，狀況不同，聖母指示的答案也是千變萬化，族繁不及備載。

聖母和吳師父挽救的信徒的事業也有不少件了，怎麼把問題和解決方法找出來，最後還能夠扭轉乾坤，真的是一門功夫。

遇到問題時，大部分信徒都想求聖母知道怎麼解決，但是其實往往第一要緊的並不是找到立刻解決的方法，而是面對自己的內心，惟有重整好自己的內心之後，才找得到解方。

吳師父在濟世當中遇到不少正遭遇人生重大挫折的信徒，他能夠體會信徒的內心，在挫折的當下會感到懊惱，也會心煩意亂，對自己產生懷疑，親朋好友的關心或旁人的閒言閒語都會形成莫大的壓力，對未來感到茫然，不知道明天在哪裡，不知道接下來該怎麼走，人的心愈亂就愈沒有清醒的腦筋去思考出突破困境的智慧，容易陷入低潮的惡性循環中，甚至一蹶不振、憂苦成疾。

聖母有幾句話想要勉勵大家，祂說：「上天讓人經歷挫折，是為了鍛鍊一個人心志堅韌，從失敗的谷底爬上來，能夠讓人產生堅持的毅力，不會輕易受到動搖。人生不管失敗幾次、跌倒幾次，只要最後成功一次，就是成功，所以挫折的時候再怎麼痛苦，不要因此而失志、放棄，要拿出堅強的意志度過難關。

希望現在若是正遇到這種困難的人，不要放棄自己的人生和希望，能夠走過去，人生就有未來。」

後來吳師父再次做的事業是蓋房子買賣房屋，在天時、地利、人和以及神助的配合之下，事業進行得頗為順遂，而他在計畫事業時也更懂得多方思考跟評估，這也可說是天助自助。

當然「改變思維」這種事情不是聽了幾句話之後說改就能改的，人要改變思維需要經歷一番內在的淬鍊，聖母的那些金玉良言是一把鑰匙，但要不要把自己的思維打開、怎麼打開，自己也得要下功夫。

改變思維也不是一件輕鬆有趣的事，有些思維甚至是不容易覺察的東西，甚至被指示完之後還沒有辦法很快領悟聖母在講什麼，吳師父說的話有時候也有很多玄機在裡面，聽一次不一定聽得懂，想一次也很可能想不明白，就更別說知道怎麼改了。

但是不容易，並不代表不可能，能夠將聖母的話聽進去，慢慢的去領悟，走過一段路就會懂了。我就曾遇過一些信徒過了一段時間回來再問事時，告訴我們說：「真的很感謝聖母，我終於明白聖母在說什麼了，這個只有走過這一段路回想聖母的話才會懂。」信徒對神的感應不用我們多說什麼，他們自己有感。

如果要我說改變思維之後人生會有什麼改變，我會說，心性不太一樣了，思考人生的角度不太一樣了，面對很多事的態度不太一樣了，然後經歷的那些痛苦，好像可以雲淡風輕了。

思維不同，人生的道路也會慢慢的變得不同。

11 初次見識神

神在哪裡？
在你的心裡。
人的涵養往往在毫無準備的臨場反應中顯現。

話說吳師父人生走到這樣的谷底，他看著他的財產化成了手中一張張履行不了的支票，內心有很多感觸，有一天他和師母兩個人在家門口，一把火把那些票據都燒了。

「師父為什麼這麼做呢？」我聽到吳師父這樣說的時候有點驚訝。

他說：「那時候有些客戶是小額的欠款，我身上沒錢，當然也會想要去討回來，去了之後有些客戶加減有還，但是有些也真的還不出來，我看債務人的家庭環境比我還窮，看了覺得於心不忍，還把身上的一點吃飯錢給他們，回到家也依舊是口袋空空，我想到我出門一趟花時間不說，還要花交通費，討回來的錢都還不夠付車票的錢，我就看破了，我跟我太太商量之後，就跟她一起在門口把那些票都燒了，當下我宣誓說：『別人欠我的我不討了，我欠別人的我一定會還。』然後跟我太太兩個人抱頭痛哭。」

吳師父自己都快過不下去，還願意幫助別人，這一點我聽了覺得很感動也很敬佩。

或許燒掉那些票據，也是一種象徵意義，代表了他拋開過去的決心，吳師父常跟信徒說：「過去總是已經過去，人要往前看，不要往後看，這樣才有未來。」

我想這也是他自己經歷過的一種體驗吧！一顆心糾結在過去，耗損太多心力了，不管花多少力氣在埋怨和憤恨，也無法改變過去的一絲一毫，自己的未來才更值得用心去追求，不是嗎？

很多人也有被倒債的經驗，欠債的人辛苦，其實討債的人也很苦，吳師父決定不討債，人家有還就當賺到，沒還也就罷了，也算是放自己一馬。

我問吳師父：「那你怎麼會去朋友家巧遇金府千歲呢？」

他說：「做生意的時候朋友跟我叫貨，他不是不還的人，所以有聯絡我去收貨款，我就去了，剛好去的那天他家裡請了金府千歲來起駕問事。」

金府千歲是雲林福安宮的主神，吳師父看人家家裡在問事，當然不便進去打擾，畢竟人家有可能是在談家內事，一個外人湊什麼熱鬧，所以他就跟朋友在外面聊天。

金府千歲是用起駕的，也是有一位乩童跟一位桌頭互相配合，但是突然間桌頭問說：「外面有沒有一位姓吳的弟子？」

外面剛好就只有吳師父姓吳，於是吳師父就回應了神明的問話。

桌頭說：「金府千歲有話要跟你說。」

吳師父平常雖然沒有在問神，但是民間信仰他也是知道的，神明有話要說，他當然就進去聆聽。

金府千歲透過乩童說：「弟子，你最近喪丁、失財、諸事不順，有沒有這件事？」

當時金府千歲不是用寫字，而是講口音很重的北京話，除了桌頭之外沒有人聽得懂，桌頭聽到金府千歲這樣講，一臉為難，跟吳師父小聲的說：「這些話很觸楣頭捏⋯⋯」

吳師父說：「沒關係，你直說無妨。」

於是桌頭照這樣翻譯了，吳師父聽完覺得很準，說：「有。」

當時吳師父和師母有一個剛出生的兒子夭折了，而他生意失敗損失很多錢、諸事不順，金府千歲的每一句話都正確。

桌頭看他的反應，金府千歲講得都對，這才放心的繼續翻譯下去。

金府千歲又說：「你有拜一隻從萬善爺廟請來的令旗，它現在不見了，你知道它到哪去了嗎？」

確實吳師父有拜一隻萬善爺的令旗，是當初他要做生意時，他父親去萬善爺那裡求來保佑他的，吳師父雖然不信神，但畢竟是父親的心意，他就把它插在一個五斗櫃上供奉，而那隻令旗也確實不知道何時不見了，他根本沒有去留心。

吳師父回答：「被老鼠叼走了。」吳師父是這樣認為的，不然哪有誰會去動令旗？

金府千歲說：「不對，因為你現在居住的地方是陰地，令旗帶來的兵馬有限，抵擋不住已經飛回萬善爺廟了。我言盡於此，你趕快去請大神幫你處理吧！」

吳師父當下就回答金府千歲說：「金府千歲，弟子不認識什麼大神，既然祢能將我的事說得那麼準，那麼祢就是大神，請金府千歲幫我處理吧！」

於是金府千歲也不再推辭，就答應接下這個請託了。

這其實是很重要的一個回答，如果當時吳師父說：「那我要去哪裡找大神呢？」大概金府千歲就不會幫他了，一個大神怎麼會說自己是大神，祂都講得那麼準了，可能連你家有幾隻螞蟻都比你還清楚，你還有眼無珠看不出祂是大神，這個人豈不是連被救的本事都還沒學會？

所以說人的福份很多時候其實是掌握在自己手裡。

當你信祂時，祂就是神，當你不信祂時，祂也只是擦肩而過的過客。

要得到神助，懂得怎麼跟神講話，怎麼回答神的話，這個是很重要的，我跟吳師父學習這幾年，覺得他真的很會跟神溝通，讓人不得不佩服。

大部分的人都不太懂得怎麼跟神溝通，很多人學歷很高，學問也很好，但是三支香拿起來面對神尊就不知道該怎麼說話了，不過這是可以學習的，只要有心、肯學，自然就會進步。

其實不論是對神也好、對人也好，人要在社會上生存，關鍵的時候懂不懂得溝通，往往決定了自己人生的變化。

事後吳師父常常回想當時的自己，也覺得自己怎麼會做出那麼正確的反應，除了一個人平常的積累之外，有一部分應該就是靈魂的智慧了。

而這也說明了吳師父的處事態度，不管是神是鬼、大神小神，他都不會藐視任何一位，更不會看高不看低，能夠幫助他、願意幫助他的，就是貴人。

金府千歲不只幫吳師父處理房子陰地的欠點，祂還給了一個很重要的指示，影響了吳師父的一生。

祂說：「雲林金湖舊港邊萬善祠有尊萬善爺與你有緣，你去請示吧！」

吳師父依言去了萬善爺廟請示哪一位神尊與他有緣，其中一尊神尊，神明一共連允六個聖筊，祂就是「五萬善爺」！

我想了一想，真正讓我一直跟隨神的原因，一部分是神蹟，但更大的原因是祂們的為人處世……呃，為神處世。

當然神用祂們的力量幫助我很多，這是無庸置疑的，但是人不會天天都在看神蹟，畢竟修道是樸實無華且枯燥，又不是在看熱鬧，很多時候回想祂們說過的話、做過的事，祂們的智慧、行事讓我得到很多的啟發和學習，也讓我由衷敬佩祂們。

能夠有機會了解神的這些面向，一部分是我在跟祂們的互動中發現的，另一部分則是透過吳師父的教導與解說而慢慢熟悉、了解的，例如神明利用一些夢境來教導的一些道理，我們想不明白，但是吳師父解釋完之後，我們再去擲筊，聖母就允了三聖筊印證了吳師父的話。

由此可知，吳師父懂得很多，對神的個性、智慧也了解得很多，我們對吳師父的佩服是在這些過程中累積的。

那麼吳師父是如何從一個鐵齒的人，變成誠心信仰神、追隨神的人呢？

或者應該說：五萬善爺是如何收服這個弟子的心的呢？

說起五萬善爺，有很多的故事可以說，聖母指示我要好好的介紹祂的故事，祂是吳師父拜的第一尊神，在吳師父開宮之前的那幾年就只有五萬善爺一尊神與吳師父結緣，如果稍微跟吳師父和師母聊過五萬善爺的人，就會發現他們對祂有一種特殊而深刻的情感，這幾年神明除了祝壽、進香這種活動會起駕談宮務，幾乎很少用起乩的方式跟人互動了，而低調的五萬善爺更是很少起駕，我來堯天宮這麼多年，只有在最近這兩年總共起駕兩次，師母一知道是五萬善爺起駕眼眶就紅了，這種神人之間的情誼很深刻、很真摯，我覺得做神能夠做到這樣，是真的很讓人敬佩的。

記得幾年前有一次，吳師父請示了五萬善爺的鬍鬚，因為祂的鬍子愈掉愈多，只剩不到一半了，吳師父之前幾次要幫祂重弄，請示祂祂都說不要，那時候我們剛做義女不久，吳師父又再請示了祂一次，那次祂終於同意重新裝鬍子，但是指定要裝白色的鬍子，本來祂的鬍子是黑色的，是很帥氣的一尊神像，這回卻要把自己的鬍子變白色，我也不懂這樣做是什麼用意。

吳師父悠悠的說：「我從黑頭髮拚到現在滿頭白髮，祂也從黑鬍子陪我一起拚到變白鬍子。」

是一種五萬善爺的神尊陪著吳師父一起變老的概念嗎？雖然是這麼平淡的幾句話，但卻是我第一次感覺到神人之間的情誼。

堯天宮的每一尊神都很威，不過神明的個性也都不太一樣，吳師父做桌頭最能感受神明個性的差異，他說：「五萬善爺就是很『文』，講話條條有理，做事情有頭有尾。」

神明一般有分文駕和武駕，像十二元帥、萬善爺大部分屬於武駕，聖母、佛祖比較文駕，但五萬善爺是文駕，我想祂應該是文武雙全吧！

道教會吸引人來信奉，常常是因為「神蹟」，畢竟道教不像其他宗教有很多經典來鑽研。

吳師父剛開始拜五萬善爺，就把祂的神尊放在之前插令旗的櫃子上，因為吳師父家沒有什麼正式的神位，而他也沒錢，只好這樣供奉著。

五萬善爺來了之後，他們的日子也很平常的這樣過，沒有什麼戲劇化的轉變，但莫名的就感覺生活有一點一滴的在好轉，從三餐可以溫飽，有一些工作上門賺一些錢過生活，感覺日子慢慢的沒有那麼辛苦了。

吳師父跟一般人一樣不太懂拜神、問神，最基礎的請示神明方式就是用擲筊，至少要做什麼事情好或不好可以擲筊問看看。

有一天，鄉下的長輩來看他們，剛好那天有個朋友來找吳師父，朋友開口邀約吳師父投資蓋房子，吳師父當下沒有回答，朋友離開之後長輩問他：「這麼好的機會，你怎麼不答應呢？」

吳師父說：「雖然覺得是不錯的機會，但是沒有本錢也不敢貿然答應。」

長輩說：「錢我來幫你們想辦法。」

但這畢竟是要投入不少資金的一個生意，何況又是長輩借錢來幫忙的，吳師父格外慎重，他請示了五萬善爺這個生意可不可以做，五萬善爺立即說：「可以。」

於是長輩回家鄉幫忙籌錢，吳師父東山再起的這個案子進行得很順利，不僅把長輩的錢還清了，還把過去積欠上游的貨款也還了，還完之後雖然無債一身輕，但是也沒有剩下什麼錢，就算得那麼剛剛好。

不過有了成功的開始之後，事業的機會也陸續有在接洽，吳師父的人生和事業就這樣漸漸的從谷底往上爬。

但是人即使拜了神，也不是就從此一帆風順，命運的考驗該來的還是會來，但神會陪著你、幫助你一起渡過。在這個過程中，吳師父見識了神蹟。

第一件讓吳師父覺得神奇的事，是找回遺失的摩托車。

即使是在現在這個時代，一台機車對普通人來說依然算得上是貴重物品，而在吳師父那個年代，一台機車的相對價值比現在還要貴重，而且當時公共交通不發達，要做生意拜訪客戶，摩托車是重要的代步工具。

某天吳師父和朋友去圓山飯店拜訪客戶，摩托車停在飯店外面，那時沒有手機這麼方便的聯繫工具，去了才發現客戶已外出，撲了空的兩人出來之後發現吳師父的摩托車居然不見了！

吳師父意識到自己的摩托車被偷了！這台車等同於他的所有財產，一時之間他大受打擊，雖然報了案，但是萬一找不回來怎麼辦？他愈想愈挫折。

朋友也不知該如何是好，於是問他說：「吳ㄟ，你家不是有拜神嗎？不然問神明看看好了？」

吳師父一想有理，兩個人就開始擲筊問神，但怎麼問都沒有允筊，吳師父丟了車子已經夠焦慮不安，擲筊問了大半天還問不到任何指示，他問到火氣都上來了，生氣之下就問五萬善爺說：「還是弟子不用去找，車子自己會回來？」

叩、叩、叩！三聖筊。

這個三聖筊來得像在開玩笑，吳師父的反應是：真的假的！

但五萬善爺既然允這樣的杯，於是吳師父就繼續問下去：「萬善爺祢說車子會自己回來，那是幾天會回來？」

他們從一天、二天、三天……一直擲筊問到十六天，五萬善爺允了三聖筊。

問完之後吳師父心裡一陣失落，也不相信五萬善爺的話，車子都被偷了哪會自己回來？五萬善爺一定是想說過了十六天他心情就平復了，所以現在只不過是在安慰他的心而已。

本來吳師父沒有把這個指示當真，但是到了第十五天，警察打電話來通知他車子找到了，但是要付三千元修車費，那時候的三千元可不是小數目，吳師父覺得不合理就拒絕了，之後警察請他隔天去警局領車，於是在第十六天他的摩托車果真回來了！

吳師父這麼神奇的找車故事，在他的朋友圈也是傳開了，當時吳師父在做蓋房子的事業，合作的廠商當中有一對兄弟，有一天哥哥的摩托車也被偷了，他們就請吳師父幫他們問問五萬善爺如何找回車子。

由於他們只是打電話請吳師父幫忙，也沒有親自來拜拜、請示，吳師父不知道他們只是隨口說說還是認真的，便沒有立即幫他們請示，後來他們又表示要請師父幫他們買些水果拜五萬善爺，請吳師父務必幫忙請示，因此吳師父便幫他們問了。

問了許久，終於五萬善爺說：「車子在台南市。」

但是台南市範圍那麼大，要從何找起？吳師父想幫他們再問清楚一點，但五萬善爺說：「他們去繞一圈自然就會找到了。」

五萬善爺說得這麼不清不楚，台南市那麼大，要去哪裡繞一圈？這豈不是跟大海撈針沒兩樣？吳師父心裡也實在沒底，心想：「五萬善爺叫人家去台南，雖然不是說很遠，但畢竟是特地跑一趟，萬一沒找到，這樣對人家也不好意思，但是五萬善爺都指示了，說不定真能找到，我不告訴他們也是不對。」

於是吳師父打電話給他們，說：「五萬善爺指示車在台南市，讓你們去繞一繞，但找不找得到我也不能保證，或者你們就當去台南玩玩，試試看。」

當時他們工班裡的女工剛好有事要休假，他們也沒辦法進行工程，於是乾脆趁這機會去台南碰碰運氣，順便找朋友，找完朋友他們也不知道該去哪找車，兩人在朋友家附近轉了一圈之後，商量說時間已經過中午了，先找間店吃點東西好了，就在他們轉回來打算找吃的地方時，忽然瞥見對街的摩托車行門口有一台車，恰恰就是「他的摩托車」！他正巧看見機車行老闆把車牌拆下來塞進櫥櫃下面，把機車推進去裡面，準備要解體它。

於是他們一個趕緊去報警找警察來，一個繼續守在街角監視機車行老闆的行動，等警察抵達，他們進去找車，機車行老闆原先還在否認，但因為他們看得一清二楚，車牌在哪、車被放在哪裡，他們都一一告訴警察，警察依言從櫥櫃裡找到了他的車牌，證明了是他的機車，車行老闆百口莫辯，於是他順利取回了他的摩托車！

若是他們早一分鐘，或晚一分鐘，都不會那麼碰巧看到機車行老闆正在對那台車所做的種種行動，沒有證據的話車行老闆大可否認到底，一切就是那麼的剛剛好！在找回車之後，兄弟倆立刻誠心誠意的前來感謝五萬善爺。

他們說：「五萬善爺真是太神了！我該怎麼答謝祂？」

吳師父說：「你們自己請示祂看看。」

他們問五萬善爺：「打一塊金牌給五萬善爺好嗎？」沒杯。

「請一個戲班做一台戲答謝好嗎？」沒杯。

他們問了很多答謝的方式，五萬善爺都沒允筊。

最後五萬善爺說：「這些答謝都不需要，你們來拜拜我就很開心了。」這句話五萬善爺允了六個聖筊。

五萬善爺這麼說，不僅令這對兄弟十分感動，也讓吳師父的內心受到震撼，除了是祂神準到令人嘆服，祂的所言所行，更是讓吳師父打從內心裡感到敬佩。

我聽完這個找車的故事覺得實在太神奇，五萬善爺能夠查到車在台南這個不奇怪，但是台南那麼大，祂怎麼知道這對兄弟會去那裡逛？祂又怎麼讓事情那麼剛好在那個時間、那個地點被這對兄弟看到？這些環節只要有哪一個部分稍微陰錯陽差，就不可能找回車子了！

而五萬善爺不求回報的言教身教，也讓人不由得對祂升起崇敬之心。

第二件事是幫助吳師父買房子。

吳師父當時住的房子是租的，做事業賺了一些錢之後他當然也想要買一間屬於自己的房子，但是前前後後找了許多間，沒有一間五萬善爺同意的。

吳師父不禁有些氣餒，請示五萬善爺買房子的事情該如何進行，怎麼問都沒有杯，問到最後吳師父脾氣也上來了，問說：「還是弟子不用找了，這間房子住久就是我的？」

叩、叩、叩！三聖筊。

吳師父心想：「五萬善爺隨便講講的吧！房東那麼有錢，怎麼可能賣房子？」

吳師父於是對五萬善爺說：「唉呀，五萬善爺祢隨便允我杯的吧？！好啊，如果我真的買到這間房子，我就幫祢做一個正式的神位來供奉祢。」

過了不到三個月，有一天房東來找吳師父，問說：「你想不想買我這間房子？」

吳師父很訝異，問他：「你為什麼要賣房子呢？」

房東說：「我們的遠洋漁船遇到颱風，損失慘重，急需要錢來周轉。」

於是吳師父就將那間房子買下了，五萬善爺的話又再次應驗了！

買下房子後，有一陣子吳師父感冒了很長一段時間都沒有痊癒，看了醫生病情仍是反反覆覆。有一次吳師父剛好跟朋友去到一間宮廟，那間廟的乩童被神明附身了，乩童把吳師父叫過去，說祂是五萬善爺降駕，原來是五萬善爺跟那宮廟借了乩身來使用，有事要跟吳師父說。

五萬善爺說：「弟子啊，你是不是有什麼承諾沒有實行？」

吳師父想了想，搖頭說：「沒有啊。」

五萬善爺說：「你再仔細想想看。」

忽然吳師父想起當初跟五萬善爺說過的話，買了那間房子就要幫祂處理神位，但他完全忘了這件事！

「啊！我想起來了，我答應要幫五萬善爺弄一個好的神位來安奉祢的金身。」

五萬善爺點頭說：「我今天特地降駕來提醒你，不是我在跟你計較喔！是我大廟的兄弟姊妹們來家裡拜訪我，看到這個情形而對你有些不滿，致使你最近身體不太平安，所以你可不要誤會，這可不是我在處罰你喔！」

於是吳師父趕緊幫五萬善爺修整好祂的神位，他的感冒也不藥而癒了。

聽到這個故事我不禁莞薾，五萬善爺這樣說，吳師父應該自己也覺得不好意思了吧！神的世界跟人的社會一樣，都是講究信用以及人情義理的。

但即使五萬善爺顯現了這麼多神蹟，吳師父依然有點鐵齒，他跟我說：「人都是這樣啦，今天看到神蹟覺得好神奇，過幾個月又淡忘了，下一次神跟你講什麼，也還是不太相信，這個就是人性。」

吳師父不信五萬善爺也是有受到一點教訓，所以這是他過來人的經驗談，而一般人對神產生懷疑，一下相信、一下不信，其實也不是什麼新鮮事。

事情發生在一次的新案件上，他跟合夥人事前的準備工作都調查、協調好了，只差跟地主簽約而已，但是簽約那天吳師父不知為何肚子十分疼痛，痛到出不了門，這時候神明爐突然發爐，火大到差點燒到五萬善爺的鬍子，還好吳師父眼明手快拿起旁邊一杯水倒下去將火澆熄。

神明爐發爐是非自然現象，於是吳師父和合夥人就立刻請示五萬善爺是否有什麼指示。果然五萬善爺有要指示，但是無論他們怎麼問都沒有允筊。

吳師父那時候問神的功力當然不像現在這麼厲害，問了幾個問題沒有允筊，他已經想不到能問什麼了，忽然他靈光一閃，想到自己之前沒事常掛在嘴邊的話，朋友問他五萬善爺是不是很神，他總是回朋友說：「沒有神啦！除非祂能夠讓一個從來沒有起駕過，也不認識字的文盲起駕寫國字，這樣我才相信祂很神。」

於是吳師父問五萬善爺是不是要找一個這樣的人來起駕？

五萬善爺回答：「是！」三聖筊。

吳師父一行人還真的去找到這樣一個人，一些朋友也來看五萬善爺是不是真的能夠讓這個人起駕。

大家點香下去，等了一些時間，果真五萬善爺成功讓他起駕了！一開始祂寫佛字，吳師父說：「萬善爺，祢寫這個字我們看不懂，請祢寫國字，這樣大家才看得懂。」

於是萬善爺用乩身的手慢慢一筆一劃的寫出了一個「萬」字，萬是什麼意思？吳師父靈機一動猜說：「祢是五萬善爺？」

祂寫「是」。

找到這個方法之後，互動的速度就加快了，五萬善爺寫一個字，他們跟著猜，猜得對祂就寫「是」，猜錯祂就寫「不」。

之後祂又寫了「地」，吳師父問：「是不是要指示我要簽約的那塊地？」

祂又寫「是」。

吳師父忍不住追問：「地怎麼了？是可以簽約嗎？還是不能簽約嗎？」

大家七嘴八舌幫忙提問，五萬善爺都只寫了「不」，同時祂不斷的寫「十月六日」。

大家幫忙東猜西猜，這個日期到底代表什麼意思？突然吳師父問道：「還是要等到十月初六，政府許可才會下來？」

五萬善爺寫「是」。

「我不信啦！」吳師父忍不住大聲反駁五萬善爺的話，說：「我們早就請有名的建築師看過了，政府單位那邊也都查過了，大家都說沒問題，就只有五萬善爺祢說有問題，我不相信！」

當時距離十月初六還有半年左右，實在隔太久，而且所有事情都已經準備齊全只差簽名蓋章而已，大家怎麼可能為了五萬善爺一句話就把整個案子停頓大半年，所以吳師父還是執意簽約了。沒想到五萬善爺的預言又真的完全命中！因為當初鑑界時少補了一個路界中心樁，導致必須重新跑流程，政府許可下來的那天，正好就是十月初六。

吳師父感嘆說：「如果當初聽了五萬善爺的話懂得多留心，再重新檢視一遍，那麼也不用浪費這大半年的時間了。」

做生意時間就是金錢，卡著一件事半年都動不了，也真的是件鬱悶又無奈的事。

但是換個角度想，如果沒有經歷過這些過程，吳師父就算拜一百年也沒有機會真正認識五萬善爺、認識神在哪裡。

神展現了祂們的神蹟，展現了祂們的慈悲與智慧，吳師父常靜下心來回想，最後完全的信服了神。

那麼神是什麼？該信還是不該信？答案應該在自己心中。

二〇一九年祝壽時，五萬善爺有起駕，祂說：「當初我會選擇吳弟子，我沒有嫌你窮，也沒有嫌你神桌不華麗，也沒有計較你有一支香、沒一支香，因為我查過你的一切，我看得出你有一份堅持的心。」

師母後來告訴我們：「那時候家裡沒錢，連香也買不起，我跟我尪說：『香剩這些而已，你省著點用，一天點一支香就好了。』五萬善爺起駕講的話，就是在講當時的過程。」

二〇二〇年祝壽五萬善爺起駕的時候，吳師父跟祂說：「五萬善爺金拍寫，我在稟報時都講『佛祖、聖母、金府千歲、列位眾神』，都沒有講到萬善爺祢，但是列位眾神是都有包含進去。」五萬善爺說：「沒有關係，這四十幾年我的神級也是有升級。」

神之所以是神，是因為祂們對人慈悲的庇佑，也因為祂們的一言一行值得受到崇敬，是我們學習的榜樣。

13 爲何要開宮？

五萬善爺這麼厲害的一尊神，保佑吳師父一家應該綽綽有餘，為什麼吳師父還必須要開宮呢？

吳師父並不是想開或是喜歡開而開的，畢竟年輕時的他一心一意想為人生打拚出一條事業成功的道路，即使五萬善爺那麼神準，他也從沒想過有一天他會創立一間宮廟，而且當時他對開宮這件事也不懂，也不知道開宮之後要做什麼，然而一個人要開宮那必定是有一些原因的。

現在來到堯天宮問事的信徒當中，有正準備要開宮的，有曾經開過宮的，有親戚在開宮的，也有曾經或現在仍在宮廟服務的，也有目前還沒開宮但是未來要開宮的。

一般忙碌的現代人，也許覺得開宮、做乩童、為神服務的這些事，距離生活很遙遠，是某個特定族群的文化，或是媒體上吸引眼球的話題，但是堯天宮的問事日常所接觸到的信眾，這些情況並不算少見。

其實開宮這件事本身並不是「好」或「不好」的問題，說它好，它可能很不好；說它不好，它可能很好。

比方說吧，以吳師父開宮的例子，回首來時路，儘管過程很多辛苦，但成果是好的，神幫助吳師父，吳師父幫助神，神和吳師父一起幫助了很多善男信女，從任何一個角度來說，這件事都是十分正向的。

但是不好的例子也有，那些信徒說過的故事，我想就不在這裡說出來嚇人了。

所以用好或不好的角度來看待開宮這件事，我覺得是不合適的，應該要探討的是命運，一個人開宮的原因、過程和結果是不是走在正確的道路上，這些比較重要。畢竟每個人的一生從哪裡來、來做什麼、往哪裡去，也都不太一樣。

吳師父開宮是在奉拜五萬善爺之後的五、六年左右，這段時間五萬善爺的神蹟在吳師父的朋友間不逕而走，也是很自然而然的發展。

有一個朋友看五萬善爺能夠讓一個沒有起駕過、不懂國字的人成功起駕並且寫出國字，指示得還那麼準確，便跟吳師父說：「吳ㄟ，你拜一尊神那麼靈驗，我家裡拜了幾十尊，都沒有起駕過，不如你來幫忙扶鸞轎，看看能不能也讓我家神明起駕。」

吳師父推辭了幫忙扶鸞轎的事，只同意去一起湊個熱鬧。

朋友浩浩盪盪的找了一堆人來「觀」，台語「觀」是吳師父的用語，應該是鄉下的通俗話，「觀」的意思就是請神明附身起駕問事。

有人幫忙扶鸞轎，一群觀眾在旁邊圍觀，其實扶轎扶久了手也很痠的，這個人扶了沒動靜，再換一個人來扶，搞了很久神明還是沒有附身，有些觀眾沒耐心一個一個離開了。

朋友看到大家的反應以及紛紛離開，心裡有些急了，就跟吳師父說：「吳ㄟ，我看他們都

『觀』不起來啦，你來試試看。」

吳師父拗不過他，就去幫忙扶了，扶了沒多久，吳師父忽然感覺到一股強烈的電流打在他的背上，他當下覺得不太對勁，心想：「完了、完了！」

後來吳師父雖然不想再去幫忙扶鸞，但是不知道為什麼，時間一到就自動想去，若不去扶一下鸞轎就渾身不舒服，整個身體抖不停，他也試著跑去很遠的海邊逃避，但情況也是一樣。

這種情形持續了一段時間，某一天師母李月書聽說鄰里中有人請了笨港口港口宮的聖母來「觀」，就跑去湊熱鬧，不管什麼年代人們對於神明降駕都感到十分好奇。

那天是港口宮開基三聖母來高雄出任務，處理完主家的事，三聖母忽然對師母說：「妳家中有位弟子現在的命運就如同孤雁跌落山崖，不知如何是好。」

師母一聽三聖母這樣說，知道是在講吳師父的事，心急如焚，便請三聖母及乩童、桌頭到家中指示。

來到吳師父家中，起駕的是五萬善爺，三聖母把乩童、桌頭借給五萬善爺來細說這件事。五萬善爺起駕後嘆了一口氣，跟吳師父他們說：「弟子啊！你的命運我早就上天庭、下地府調查得一清二楚了，你的命格根本就不適合做乩童，如果你適合做乩童，我早就用了，還輪得到別人用嗎？但是他方的神靈有如生龍猛虎硬要用你，如今已是水潑落地難收回，唯今之計只有請港口宮開基三聖母幫忙你開宮，才能救得了你了。」

開宮的旨就有如一道保護罩，有了宮，代表吳師父是有「主」的，自然可以排除其他的干擾。

「旨」是一種執照，一份任務，保護的根源也是來自於此，人向上天領了一份工作，祂允許你做，所以保障你。

人如果違反了旨，就像人在職場上工作表現不佳，甚至違反公司規定、違反法律，會受到懲處，也有可能會被辭退，也就是旨被收回，如此一來神也會受連累。

所以開宮領旨濟世就要好好做才能夠繳旨，做得愈好，神和人的層級也會提升。

港口宮開基三聖母幫吳師父安排了從港口宮分靈的一尊大聖母來作為開宮鎮殿神尊，還幫吳師父向上蒼請旨，賜了宮名「堯天宮」，可以說如果沒有港口宮開基三聖母的幫助，堯天宮不會誕生。

我問吳師父：「如果當初師父沒有開宮的話，命運會變怎樣呢？」

吳師父說：「應該會發瘋。」

這句話，我相信。

為什麼會這樣？

這個原理跟人的靈魂有關。以吳師父的用語來說，是無形界不管是好的、壞的都會來欺負一下。用比較現代的用語來說，就是所謂的靈擾。

吳師父曾經這樣比喻：「人的靈就像一件衣服，本來很髒感覺不出哪裡髒，愈洗愈乾淨之後，一點點髒就很明顯。」

師母說：「神起駕有說過，這就像是一條水溝，不通的時候就都不會通，一但通了，誰都可以進，神也要用、鬼也要用，所以要有正神來保護。」

每個人的靈魂敏感度不一樣，隨著人生的際遇也會產生變化，不用太過於去執著這種現象，遇到了就面對和解決，沒遇到也不用執著的去探究，也不需要拿來辯論，人生在世各自有各自的課題要面對。

聖母說：「人為什麼投胎到這個世上？人生就是靈在修行，所以無論人想修還是不想修，能不能理解修行的義涵，其實都已經在修行的道路上。修行是為了離苦得樂，超脫輪迴，所以早修、晚修，遲早都要修。」

若你懂得如何解決人世間的難題，或是在學習如何解決，那麼也可說是在修行了。

所以無論感受得到還是感受不到無形界的力量，開宮或不開宮，信神或不信神，最重要的是好好做人，好好過生活。

不逃避，不強求，走自己該走的路。

14 堯天宮主神「天上聖母」

談到神的事蹟，一定要介紹我們的主神——天上聖母。

對我來說，堯天宮的聖母是親切、溫暖又嚴格的神明，雍容大度同時又英明睿智。

堯天宮開宮的三神尊，主神就是咱們的開基大聖母，同時祂也是開宮時的鎮殿聖母。所謂的「鎮殿」，顧名思義就是留守在宮內坐鎮的神尊，當時堯天宮神明很靈驗，不少信徒都輪流來請神去家中小住幾天，幫助信徒家裡處理問題，但唯有「鎮殿」神尊是不能出差的。

剛開始辦聖事的吳師父也是邊做邊學，謹慎小心的吳師父遇到大案子也會請示堯天宮神明後請求祖廟神明的支援，吳師父對於祖廟笨港口港口宮的聖母、十二元帥，雲林萬善祠的萬善爺一直尊崇有加、感激在心。

當時港口宮聖母來堯天宮支援時，看宮內常常只剩下開基大聖母留守，唸了吳師父一頓：「弟子啊！你堯天宮香火這麼興旺，只有這幾尊神明在辦事情怎麼夠呢？」

吳師父這才慢慢的增加了神明的規模，而今堯天宮也比照了祖廟港口宮的編制，有大聖母、二聖母、三聖母、四聖母、五聖母及六聖母，每位聖母都有祂們的專長及任務。

很多信徒都知道堯天宮的聖母形象是十分特殊、全台唯一的「手持八卦的聖母」，其實這也是開基大聖母安排的。

在堯天宮創立六年左右，有一天大聖母託夢給吳師父，祂說：「弟子啊！我要開始出去救世了。」

吳師父說：「聖母，祢是鎮殿神尊，祢要濟世就表示需要常常外出，這樣堯天宮沒有神明鎮殿要怎麼辦呢？」

大聖母說：「弟子你放心，我都安排好了，你要再奉請一尊聖母來鎮殿。」

吳師父對於「請神」之事一向是十分慎重的，在大聖母的指示和安排下，吳師父一一配合聖母的要求和規劃，奉請了獨一無二的「八卦聖母」。

三、四十年來，聖母一直沒有公開為什麼堯天宮的鎮殿聖母要手持八卦，直到最近聖母才終於託夢給義女，宣布了八卦聖母的來歷。

原來八卦聖母是人稱「泰山老奶奶」的「碧霞元君」，也是俗稱的「北媽」，而台灣普遍的聖母信仰則是從福建沿海傳來的「林默娘」「天上聖母」，也就是「南媽」，北媽屬於山神，南媽是海神。

我想開基大聖母內心應該有一份堯天宮的濟世藍圖，所以一步一步安排跟籌備，在祂決定外出濟世時，特地把八卦聖母——碧霞元君給請來了，也使得堯天宮的聖母形象從此別樹一格。

我回想到聖母為了要救師母李月書的命，到關仔嶺碧雲寺把觀音佛祖給請到了堯天宮，同時也提升了堯天宮神尊濟世的陣容，來幫助更多善男信女，聖母安排的大事一向都有著深謀遠慮、一石多鳥的智慧。

除了大～六聖母的陣容，以及特殊的八卦聖母之外，還有一尊十分靈驗、特別的聖母，那就是「義女媽」，祂是我們五義女成立後，吳師父雕刻的一尊聖母，祂自願要成為守護義子、義女們的媽媽，稱為「義女媽」。義女媽救過我們好幾位義女，神威顯赫，慈悲的默默守護著我們。

除了開基大聖母之外，堯天宮搬遷到鳥松現在的廟地之後，聖母託夢給吳師父，有一尊非常靈驗的大聖母也要來堯天宮幫助濟世，於是吳師父也遵照指示到祖廟港口宮再請回了一尊大聖母，現在堯天宮的聖母陣容可說是齊全而龐大了。

來到新廟地之後，許多大神陸陸續續加入了堯天宮，包括：守護在這塊風水寶地的神靈、神格等同三界公的「仙翁」；吳師父過去的恩人「金府千歲」；開天闢地的大神「太上老君」、「女媧娘娘」；幫助祖先、陰魂案件的「地藏王菩薩」，看守此廟地多年的「紅孩兒」，就連虎爺公也由上天賜予了「天虎」，大神們全都在遷宮新廟地之後一一加入堯天宮濟世的行列。

而原有的神尊如萬善爺、十二元帥、註生娘娘、土地公、三太子也都隨著濟世的功蹟而提升了神格，例如三太子最近一次聖誕，我們幫祂祝壽，祂降駕時顯得穩重了許多，說：「我已經長大了。」

堯天宮的神尊們對我們而言，都是那麼的溫暖可親。

開基大聖母用祂的智慧、個性、處事帶領了堯天宮，影響了吳師父，同時也教育了我和眾多的善男信女。

我覺得祂就像是一位「神師」，教導著我們眾人，也像是一位「超強CEO」，帶領堯天宮從無到有走到今天，讓堯天宮在人界從默默無聞到聲名大噪，在神界、陰界受到上天、眾神的認同與授權，讓祖先案件得以獲得各地大小神明的鼎力相助，使神、鬼、人能夠和諧共生，聖母的厲害，遠超過人的想像。

我在民國一〇六年被聖母指示為接班人，正式領旨之後到祖廟港口宮受禁十天，在受禁期間，我感受到祖廟聖母的慈嚴，祂們十分用心的在教導我，透過擲筊請示的感受，祖廟聖母的靈驗和嚴格讓我由衷崇敬。我想這就叫做明師出高徒吧！

吳師父說：「堯天宮走到今天能夠有一些成就，除了感謝祖廟的幫助，也希望能夠多救一些人，讓祖廟聖母引以為傲、增添光彩。」

聖母的事蹟，讓我們繼續傳唱下去。

第二部　神在幫人什麼？

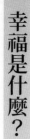

15 幸福是什麼?

在這個世界上,你最想要的東西是什麼呢?
是聰明才智?才華天賦?花不完的金錢?一呼百諾的權勢?白頭偕老的愛情?
還是一種叫做「幸福」的東西?
但是聰明的人,才華洋溢的人,身懷鉅富的人,位高權重的人,為愛痴狂的人,都未必擁有「幸福」這樣東西。
那麼幸福究竟在哪裡呢?

淑惠(化名)的人生本來是一帆風順的,但是這一、兩年來她心裡承受了無窮無盡的苦,陪伴她的是流不完的眼淚、看不到盡頭的絕望和黑暗,每天眼睛睜開就像是在醒不來的惡夢之中,她內心不停的呼喊著誰能夠救救她?

每天她端著餐盤走到兒子房間門口,敲了敲兒子的房門,提醒他該吃飯了,然後把用心烹煮的食物放在他的房門口,這段日子以來她已經習慣了兒子毫無回應,有時他會端進去吃,有時就那麼放著。

她和先生結婚後只生了這麼一個孩子,結婚後丈夫到國外工作,事業做得很順遂,她帶著孩子也到國外去一起生活，她對環境適應得很快，也有理財的頭腦，這個小家庭在外人眼中看來是多麼的幸福美滿、令人羨慕。

兒子已經快二十歲了，本該是青春洋溢、充滿朝氣的年紀，一年多前他高中快畢業時開始出現一些異狀，對考大學意興闌珊，在淑惠好說歹說的安排下，錄取了大學，也幫他繳了學費，一切都按照規劃在進行，但是高中畢業後，兒子卻把自己關在房間裡，不跟父母溝通，甚至不允許父母進去他的房間，本來一個活潑可愛的孩子，怎麼會變成了這個樣子？淑惠真的怎麼想都想不透。

淑惠與丈夫也曾試圖與兒子溝通，甚至也反省自己是不是以前管教他太嚴格了，但兒子對父母的態度卻是憤怒和拒絕的。

淑惠對於他不出房門的理由其實感到不能理解，但是為了不刺激他，淑惠也不再與他爭辯，她試圖幫他尋求方法解決兒子所認為的問題，但是無論提供他什麼樣的方案，兒子都不接受，只想把自己關在房間，這樣一關就是一年多。

一個年輕人怎麼有辦法待在一個房間待那麼久都不出門？每天日夜顛倒，再這樣關下去她的兒子會不會完蛋了？在她的朋友圈很容易接收到各式各樣的資訊，她聽說了很多小孩自殺的案例，這些孩子都是從小表現優異的學生，卻在青春期受不了壓力和刺激，就從學校樓上一躍而下結束自己的生命，這種例子每年都很多件，她聽多了這種事，恐懼在她心裡蔓延，她只求兒子活著就好，如果兒子沒了，錢再多有什麼用？她也活不下去了！

淑惠想到兒子異常的言行舉止，如果不是有憂鬱症，應該就是有無形的欠點在影響他的關係吧！但是兒子拒絕心理治療，她也嘗試帶他去就醫吃藥，但是藥物只讓他增加睡眠，他的心理狀態仍然是一樣，這樣兒子會好嗎？淑惠覺得兒子會變成這樣應該有什麼未知的原因吧！無論如何她都要努力幫助兒子復原！

隨著丈夫事業的轉變，他們全家已經搬回台灣了，淑惠是信神的人，她無法什麼事都不做就只是等待，於是她到處尋求宗教的幫助，要她每天抄多少佛經她都抄，要她做什麼法事她都做，一年多來她跑過十幾間宮廟，有些也花了不少錢，但她的兒子仍舊一點都沒有改變。

這一年多的日子裡，淑惠東奔西跑，在懷抱著希望與失望之間來來回回，有時她愈想愈絕望，忍不住坐在車子裡大哭，心痛得捶打自己的胸口都感覺不到痛，到隔天才發現自己胸口一片烏青，疼愛孩子的淑惠幾乎快要撐不下去了，但是為了兒子她不能夠放棄，如果她放棄了兒子該怎麼辦？然後只能再振作精神繼續尋找能夠救兒子的貴人。

終於在她的努力奔走下尋找到一位很有名、形象很正派的老師，她滿心期待也相信老師能夠救她的兒子，但是她卻再一次失望了，老師幫她問神之後說等神明處理兩個月後再回診，好不容易熬過了兩個月，請示完之後老師又說要她再等兩個月，她擔心這樣等下去兒子會不會愈來愈嚴重，但是萬一神明已經在處理，她不等的話豈不是不尊重神明？她不知道該如何是好。

剛好淑惠的丈夫有一間房子要賣，是淑惠在幫忙處理的，已經賣一段時間了，她聽說過堯天宮，於是跟丈夫說：「幫兒子處理事情的那個老師那麼忙，也沒辦法去那邊問，不然我們去堯天宮問問看房子的事好了，如果不準也沒關係，反正沒有什麼損失。」

於是夫妻倆就來堯天宮請示賣房子的事，那天請示完，淑惠沒有什麼特別的感覺，不過聖母有指示了價格，也告訴她可以自己賣，她也有照聖母的指示做，但是聖母說要注意人為的阻礙，淑惠就想不明白了，因為他們沒有住在那裡，她沒有認識什麼鄰居，也沒有得罪什麼人，管理員那邊她也有請他幫忙，如果房子成交她也會包個紅包答謝管理員，她想不出有什麼人為的阻礙，但是吳師父說人為的阻礙比較麻煩，建議她點香祈求聖母暗中幫忙就可以了，於是她也照做了。

但是說也奇怪，才過了一個禮拜，真的有買家出現了，而她堅持照聖母指示的價格賣，也按照那個金額順利成交了，簽約那天他們準備再去辦理一些手續，到樓下牽車時，她偶然聽到管理員在跟買主說叫他不要那麼急著簽約，可以考慮他們社區別間房子，還好買家真的很喜歡她的房子，沒有被破壞這筆交易，淑惠這才發現原來聖母指示的人為阻礙是真的！

這件事讓她感到堯天宮聖母真的很靈驗，整個過程她也覺得太神奇了，於是她和丈夫再次來到堯天宮還願添油香。

淑惠與健談的師母聊起了賣房子以及來還願的事，跟師母聊天時得知堯天宮有特定時間補財庫的活動，便留了資料請我們幫忙請示補財庫。

本來她也想請示聖母關於她兒子的事，但是想想還是作罷了，因為她認為之前的老師那邊的神明還在幫忙處理，這樣做怕對神明不敬。

我們有聽她約略談起兒子的狀況，但是信徒沒有請示聖母這件事，我們也不會主動去跟他們說什麼，後來我們幫她請示聖母補財庫事宜的時候，聖母指示說：「有祖先欠點。」

一般有祖先欠點的話，吳師父都會告知信徒應該先處理祖先欠點，免得補財庫沒有效果，等於浪費。

淑惠夫妻一接到消息就立刻趕來了，她說：「請聖母和吳師幫忙，我兒子的事情是不是也跟祖先欠點有關係？」

「祖先欠點影響很大，不過還是要先問聖母看看才知道。」吳師父說。

這件事一開始請示聖母，聖母都沒有給任何指示，問了許久，聖母才指示說：「請你們先到天公廟求天公賜准給堯天宮，我才能再進一步指示。」

淑惠夫妻立即前往天公廟，也問了很久都沒有允筊，最後還是打電話給吳師父求救，吳師父教他們怎麼請示，才終於得到天公的允准。

由於淑惠的婆婆過世還未滿一年，一般還沒有對年的人是不能夠到天公廟拜拜的，但聖母有特別指示需要做這件事，也是為了幫淑惠處理孩子的問題，就是例外的情況。

淑惠求完天公之後，聖母告訴她：「信女啊，妳要我們神聖來處理孩子的事情，但是有些話我們要先告訴妳，這件事情不能急，如果妳希望我們神聖很快幫妳處理好，這個沒有辦法，況且妳婆婆也還沒有對年，祖先欠點也得要等到對年才能處理。」

跑過十幾間宮廟，淑惠對神明其實已經快要失去信心了，只是她不知道除了求神之外還能怎麼做，既然找出了欠點，而賣房子的事也讓她確實感受到神蹟，她決定信賴堯天宮。

其實信徒對神的「信心」是很重要的關鍵，因為神明處理案件有祂們的步驟，但是就怕信徒對神的信心不足，愈難處理的案件愈需要耐性，若是神明認真要幫人處理，但是信徒自己卻三心二意，這邊問問、那邊求求，那麼不但事情無法解決，還徒增神、人之間的誤會。

因此堯天宮神明的個性是這樣的，祂們既然講了，就有祂們的辦法，但在處理之前，祂們話會先說在前頭，也是讓信徒有心理準備。

淑惠將兒子的事情託付給堯天宮，過了不久剛好是佛祖聖誕，金府千歲的聖誕與佛祖只相隔四天，便一起舉辦，淑惠也買了祝壽的東西來拜拜，那天金府千歲特地起駕，說道：「信徒的案件我們兄弟姊妹有分配負責的工作，有些大案交待在我這裡，信徒過去走錯的路，每走錯一步，就多一個結，我們神聖就要多花一份工夫來處理。」

聽到金府千歲說這些話，說了一個段落之後，我提醒在一旁有聽沒有懂的淑惠，說：「妳有問題可以問金府千歲。」

淑惠立刻上前請教金府千歲關於兒子的事。

金府千歲說：「我們神聖已經有把妳的案子呈給上蒼來做審理，後面如何進行，我與祖廟的兄弟姊妹也有在商量，速度會慢一點，但最終一定會有所交代。」

淑惠與金府千歲對談了幾句，金府千歲就退駕接待祂的賓客去了。

事後我跟淑惠說：「看來妳的案件是大案，由金府千歲在負責，金府千歲很明顯是在說妳的事。」

淑惠說：「如果不是妳跟我說，我還真的聽不懂金府千歲是在說我的事。」

其實剛來的信徒聽不懂神說的話，也是很正常的啦！

果然沒多久淑惠開始做夢，來請示時，神明說：「是金府千歲託夢的。」

她好幾個夢境神明都允三聖筊說是金府千歲託的夢，可見負責此案的神尊確實就是金府千歲。

金府千歲也特別交代淑惠幫兒子點元辰燈，由金府千歲先處理他的元神，淑惠也都一一照做。

此後淑惠很誠心的常常來拜拜，也在大熱天底下揮汗如雨的幫忙師母折蓮花，這段時間神明經常託夢讓她了解一些情況，除了孩子之外，她其他的事情神明也都有在幫她處理，有時候她請示完神明之後，忍不住說：「神明怎麼會對我這麼好？！」

過程中她看到兒子情況仍然不好，她的心情難免焦急，起起伏伏差點等不下去。

就在堯天宮神聖接手處理三個月左右，有一次淑惠感到心情低落，對丈夫說：「我已經快要崩潰，快要撐不下去了，萬一孩子好不起來怎麼辦？如果我的孩子好不了，以後我什麼神都不信了，神也好、祖先也好，我都不要拜了！」她難過的哭著。

隔天一早她接到我傳給她的訊息：「淑惠，昨晚神明有給我託夢，聖母說你們夫妻已經快要失去信心了，所以要我跟妳說祂們現在處理的進度，這兩個月祂們都在處理妳之前處理錯誤的那些問題，那部分才剛處理好，現在才正要開始處理妳兒子的命運這個部分，等於目前剛處理完一半。」

淑惠看到我的訊息嚇了一跳，立刻來堯天宮拜拜，她說：「神明也太厲害了，我昨天晚上剛冒出這個念頭，祂們馬上就知道了！我看到妳的留言真的嚇一跳！」

其實我也滿意外的，我是照神明的指示去做，當時我也不知道淑惠的心情變化，不過在神明託夢說了這些話之後，對於她的心有很大的安定作用。

當然這些事我也都有先跟吳師父報告，淑惠也誠懇的請教了吳師父，吳師父說：「妳孩子的事是很多原因造成的，無形的欠點也有，成長過程管教的問題也有，在學校遇到一些挫折也有，就像是絲線糾纏在一起，要解開也很不容易，妳們來堯天宮的這段時間，神明不斷的一個結、一個結的在幫妳們解開，若是說這段時間神明都沒有指示、沒有在處理，那麼也不怪妳那樣想，但是神明做到哪裡都不斷的有指示讓妳知道，若還要埋怨神，這樣對嗎？」

淑惠覺得吳師父說得有道理，也感到慚愧，於是誠心誠意的向神明道歉，也決定把心安定下來好好的配合神明的指示一步一步去做。

終於皇天不負苦心人，過了將近四個月，在她婆婆即將對年之前，她的孩子告訴她說：「如果你們都想要我去唸書，那我就去唸書好了。」

淑惠覺得真的是奇蹟發生了！她又歡喜又不捨的幫兒子準備到外地唸書的所需物品，雖然兒子對父母的態度仍然心有芥蒂，但是他終於願意踏出他的房門，開始過他的人生，這就夠了。

「信心」，也就是信神的心，是最簡單也是最困難的，因為人心多變，一下往好的想，一下往壞的想，在結果還沒有出來之前，疑心和信心總是不斷在交戰，神明常說「佛渡有緣人」，那份緣其實是「人的選擇」。

送孩子出去唸書之後，淑惠還是一樣虔誠的來堯天宮，她說：「有一天我坐在家裡吃飯，我覺得自己真的好幸福，在發生這件事情以前，我也是這樣吃飯，但是就算花再多的錢，住再好的房子，吃再好吃的東西，我都沒有感覺到幸福，但是經歷過我兒子的事情之後，我現在覺得能夠這樣平平安安的吃一頓飯，真的是一件很幸福的事，我真的很感恩堯天宮眾神。」

經歷過這些苦難之後，淑惠心境和脾氣有了許多改變，過去覺得很憤憤不平的事，現在想想覺得其實並不是那麼重要，聽到一些朋友和信徒為了孩子的問題在煩惱，她也完全能夠感同身受，為這些父母感到心疼。

淑惠的這個案件是大案，神明花了非常多的心力，處理了很多層的問題，神明處理事情有祂們的步驟，一個結一個結來解開，若是一次把所有問題攤開，沒有人受得了，徒增混亂，反而無法解決問題，所以神明即使調查得一清二楚，但是處理的程序還是要人懂得和祂們配合，才能一一改善。

吳師父說：「能夠得到神這麼多的幫助，一來是他們有信神的心，二來是他們有福份，未來要懂得多做善事，這個福份才會一直保持。」

人的命運，往往都是福禍相倚的，若是沒有經歷過逆境和順境，怎麼會有機會對人生有更多的認識？

就像吳師父當他人生走到谷底時，他遇到神，神幫助了他，他才慢慢的認識了神，若是他人生一帆風順，神就算來到他的面前，他可能也只是擦肩而過。而他遇到人生的危機，在神的幫助下也變成了扭轉一生的轉機，他的人生方向從一個小生意人，變成了傳道助人的老師，也創造出了另外一種生命的價值，不僅改變了他自己、他的家庭的命運，也改變了他世世代代的命運。

人生一直走在順境，未必是一件好事，人生若是只有吃苦，感受不到幸福，如果只有吃甜，不知道什麼叫幸福。

人生要吃一點苦，吃一點甜，才明白幸福是什麼。

16 祢爲什麼不理我？

以前看過金凱瑞主演了一齣電影「冒牌天神」，雖然劇情誇張搞笑，但有些橋段現在想想倒是挺有意思的，金凱瑞因為自己的生活不如意，所以臭罵上帝，上帝就現身回應他，還賦予他上帝的權力，讓他來當上帝，我記得電影中有一段劇情是好多好多人向上帝許願，他沒有回應人，就會被人罵，金凱瑞看到人們有那麼多願望，看都看不完，一個一個回應也太辛苦了，於是就全部回復YES，讓每個人願望成真，於是就世界大亂了。

想一想，如果只需要向神許願就能成真，人生也太容易了。當然這並不是說向神許願沒有用，要是都沒用，台灣的廟宇哪能這樣香火鼎盛。

但是我發覺作為神，如果有必要，祂並不怕讓人失望。

話說吳師父剛開宮的時候，是把他當時居住的房子稍微做些改裝，當時的房子是在一個小巷弄裡面，附近鄰居對於他開宮需要燒金紙頗有微詞，鄰居不時向他們抱怨燒金紙的煙味、紙灰影響到他們的居家環境。

吳師父和師母被人這樣抱怨和嫌棄，內心當然也感到十分挫折。

但是鄰居的心情吳師父也能夠理解，於是他問聖母該怎麼辦？畢竟開宮了也不能夠不燒金紙，燒了又會被鄰居生氣，實在兩難。

聖母告訴他：「弟子，你再忍耐一下，好好與我配合，我預計三年內要遷宮。」

遷宮等於是要換一個地方住，吳師父心想哪來的錢搬家啊？但是聖母這麼說了，他也就放在心裡。

吳師父仍然持續進行著和朋友合資蓋房子的事業，一邊配合著聖母濟世，由於神明的指示很準，也確實幫助了不少信徒，在信徒的穿針引線之下，吳師父接到一個建屋案件，他與地主合作，做了合理的利潤分配，他可以分得其中一間房子，而這個案件正是後來五甲南安路的這間房子，完成這個建案，吳師父順利把宮遷移到南安路，剛好是三年的時間！而堯天宮在南安路濟世整整三十四年。

三年內遷宮，這對吳師父來說本來是一件不可能的任務，但是神明和他做到了。

搬到南安路之後，解決了擾鄰的困擾，吳師父沒有貸款、欠債，但也沒有剩下什麼錢。

本以為搬了新家之後，事業也會再更上一層樓，但說也奇怪，自從遷宮之後，吳師父的事業就沉寂了下來，過去都會有些合作對象來提供案件的邀約，現在也都沒人來找他了，連個小案件都沒有。

吳師父不禁在心裡對神明說：「祢們現在是宮遷完就休息不拚了嗎？不然怎麼這樣靜悄悄的？」

沒有工作做就沒有收入，他還有一個家庭要養，吳師父難免感到心急。

有些朋友來找他泡茶聊天，看他這麼閒，笑說：「吳ㄟ，你是賺飽了不用辛苦工作了吧？」

吳師父只得苦笑，有口難言。

無事可做的人生，看似悠閒，其實是很痛苦的。

終於有一天，聖母託夢了，夢中聖母帶他去看了很多新建的房子，建得很漂亮，但是都賣不出去。

醒來之後吳師父就懂了，蓋房子是一筆不小的投資，如果賣不出去錢就卡在那裡，而房價下跌，即使賣出去恐怕也是虧本，明白這個道理之後，吳師父的心就放下了。

過了一段時間，果然出現了房市泡沫化，不少大建商都倒閉了，他幾個做建案的朋友本來賺得比他多，後來虧了好幾百萬，朋友來看吳師父的時候，感嘆說：「吳ㄟ，還是你比較聰明，閒閒在家裡吃飯吃一年、二年，也吃不了幾百萬。」

吳師父想到聖母的用意，覺得還是聖母厲害，大環境的變化，神才是先知先覺啊！那時候覺得失望，後來才知道要充滿感激。

吳師父的事業遇到大環境的變化而停頓了，而師母也遇到了人生的危機，她當時有跟幾個會，當存錢也好，也有機會賺點利息，但也不知道是運不好還是怎麼了，她跟的會一個一個出現問題，被倒了不少錢。

師母被當年的窮困日子嚇怕了，開始想著怎麼出去賺錢，當時有些朋友會來堯天宮問事，便介紹她去做保險。

師母說：「我當時的個性很孤僻，連跟鄰居也很少在往來，更不會四處跟人聊天講話，對保險的觀念也是差得要命，要不是被倒了那麼多會錢，我不可能會去做保險。」

剛去保險公司第一天，回來之後師母就退縮了，跟吳師父說：「我不想去做了。」

吳師父也不勉強她，跟她說：「隨便妳啊，我沒有意見，但是妳要想清楚，如果這次妳沒有踏出去，以後妳永遠就是一個在家的煮飯婆了。」

師母的個性激不得，於是她決定再繼續做下去，做了沒多久，有個親戚跟她買了第一張保單，她得到了信心，再加上在公司不斷的學習，慢慢的保險業務她也做得頗為順利。

師母原本是一個讀書讀得不多的鄉下女人，但因為從事保險業，激發出她的潛能，開啟了她的智慧和見識，她不僅賺到錢，還得到很多成就感，以及很多的故事可以跟人分享。

師母說：「去做保險之前，我的生活很單純，也不會去思考太多事情，更不懂得怎麼去跟客戶溝通把產品賣出去，公司請了很多專業的老師來教我們這些沒讀過什麼書的歐巴桑，我所有的東西可以說都是在公司學的，所以我真的很感謝公司。」

如果不是遇到被倒會的衰事，她也不會改變自己人生的方向去從事保險，而正因為她跨入了保險業，她得到了啟蒙，人生的態度也改變了很多，所以後來堯天宮在發揮的這幾年，她總是在外面負責招呼信徒，也培養了一些義工，盡心盡力發揮她的所長來幫助聖母濟世。

不過師母在保險公司順風順水的做了幾年之後，也有遇到運不好的時候。

保險業就是靠業績和組織，做不出成績就會被降級、降薪，那時候師母的組織和業績都遇到瓶頸，愈做愈差的時候，師母心裡很焦急，自己家開的宮、拜的神一向很靈驗，她三天兩頭就去請示，問聖母該怎麼做才能改善。

但是不管她怎麼問，聖母什麼話都不說。

師母心想：「好，祢們不理我，那我去大廟問！」

她去了祖廟擲筊，也同樣是問不到杯、求不到籤，她心想：難道所有的神都商量好了不給她指示嗎？師母內心充滿挫折。

當時業績做不起來，底下的人也留不住，她到底該如何是好？師母感到非常痛苦，又跑去擲筊問聖母，這次她問了很久，聖母一樣都不允筊。

問到後來，師母生氣的說：「聖母，祢們都不理我，是要把我『放乎死』是不是？」師母拋出了手中的筊。

叩、叩、叩！三聖筊。

什麼問題不允杯，這個問題竟然允了三杯！

師母氣得站了起來，放下手中的筊，她不問了！對神明說：「祢們要把我放乎死，我偏偏不死，我一定要堅持下去！」

自此之後師母再也不請示工作的事情了，想盡辦法努力做，又再堅持了一年多，但是都沒有什麼起色，她覺得心灰意冷，決定要放棄了。

她告訴吳師父自己想要離職的想法，吳師父也尊重她的決定，沒有什麼意見。

那時的堯天宮還沒有改成擲筊問事，每週會有一天起駕問事，神明起駕的時候，有時師母想問神問題，神明不一定會回答她，反而叫她去擲筊，而自從那次擲筊神明允了那樣的杯之後，師母也不來問了，反正問了神明不說還是不會說。

但是這天神明起駕時，主動把師母叫過去。

聖母說：「信女，妳要放棄這個行業嗎？」

師母說：「對，我決定要放棄了，我愈做愈差，已經做不下去了。」師母已經在打包東西，只差還沒有向公司遞辭呈。

聖母說：「妳現在運要開了，應該要繼續做下去，不要放棄。」

師母說：「我不要！當初我問祢們，祢們都不理我，我問祢們是不是要把我放乎死，還給我允三杯！我心灰意冷，不想做了。」

聖母說：「信女啊！妳知道嗎？妳在哭，我們也在哭，妳痛苦，我們神聖眼睜睜看著妳痛苦，心裡比妳還要痛苦，但是我們不能講，講了的話妳一年的壞運會變兩年的壞運，會拖更久，所以我們只能忍耐不能跟妳說。」

師母聽完雖然理解了，但是還有一點氣在心頭，說道：「好！如果祢們有辦法讓我業績做到最好的我才要做，不然我不做！」

聖母說：「好，我再讓妳做四年。」

神明講完約莫過了兩個月，師母的事業運整個像在飛一樣的上升，底下的人一直進來，業績也蒸蒸日上，她的職階不斷向上提升，一路升到最高的推展經理。

當時聖母為什麼允杯說不管師母的死活？我想來點事後諸葛稍微揣摩一下聖母的智慧和深意。也許祂知道師母的個性激不得，愈是這樣說她愈不會輕易放棄，反而會拿出決心和毅力堅持下去。

也或許祂知道人都有依賴心，有依賴心的人不會去開發自己的智慧尋求成功之道，幫她也變成害她。

也或許人有人間的命運，而神有神界的規範，這些苦都是各自的考驗，只能往肚子裡吞。

也或許神有不能說的話，若妳再問下去，也是彼此都痛苦，長痛不如短痛。

也或許是因為師母不懂得該怎麼正確的問神問題，妳既然敢問，我就敢答，這也是一種神考。神是什麼用意，我們不得而知，但總歸最後師母對神是滿懷感激和敬佩，或許這才是最重要的。

因為有過這樣一段經歷，師母完全可以了解運不好的痛苦，她說：「運在剛開始不好的時候，會覺得很辛苦，到了運中的時候，會感到非常痛苦。」

「那到了運尾呢？」我問。

「會覺得比死還痛苦。」師母說。「但是撐過去，就好了。所以神要是不講，一定有祂們的原因，就不要硬問，問了對人也沒有好處，咬牙撐過去就對了。」

像師母這樣自己家開宮廟在拜神、濟世的人，多年來誠心拜神、無怨無悔付出，神明連一般的善男信女都在幫了，照理說她應該更能夠得到神助，但是神幫助她的方式，卻不是當下的她可以了解的，都是走過一段辛苦的道路才懂的。

人的命運不會因為有拜神就可以逃避，但是祂們會幫助人懂得去面對和克服過去。人的運是起起伏伏的，就像天氣有晴天、有陰天一樣，沒有永遠的好運，也沒有永遠的壞運。有時候人難免因為不能理解神的苦衷，而不懂祂們到底在幫人什麼，但是也因為有過這些失望，又再重建對神的信心，而終於明白該怎麼樣學習著依靠神而不是依賴神。

每個人有一顆心，每一顆心都有好多的糾結與願望，神要怎麼樣去幫助每個人，電影中金凱瑞當天神的處境應該做神的都心有戚戚焉吧！

大神之所以成為大神，是因為祂們吞下了很多善男信女的苦。

想一想，神真的不好當，義女璦如就常這樣說：「我死了以後不要當神，當神太辛苦了。」

「那妳死了以後要做什麼？去投胎？」我問她。

「我也不要投胎，我要在堯天宮眾神身邊端茶倒水就好。」璦如堅定的說。

我翻了個白眼。

這種肥缺怎麼可以讓給她。

堯天宮聖母、眾神這些年調教我們這幾個義女，應該……也辛苦了吧！

17 一人一種命

人生本來就不公平，如果公平的話，應該每個人的命運都要一樣，但這樣的世界有意思嗎？但若是從因果輪迴的角度來說，這些不公平，或許才是真正的公平。

這世界上的人，一人一種命，即使是雙胞胎，擁有相同的基因，相同的父母，同一個時辰出生，命運也不會一模一樣，因為他們是不同的靈魂。

很多人會想問，命運可以改變嗎？

我倒是想要先問問大家，你認為命運是什麼？

曾經有一位信女聊天時跟我說：「我相信未來會發生的事，都已經發生了，我們現在做的每一件事，都是註定好了的。」

真的是這樣嗎？

但是無論相信還是不相信，這都無從印證，所以聖母和吳師父並不從這個角度來探討人生，很多信徒在別的地方問完算命老師、通靈老師、宮廟乩童之後聽到自己的前世今生是如何、命運將會如何，擔憂的來問聖母和吳師父該怎麼化解，吳師父從來不評論別人的對錯，但也不會去跟隨那些沒有根據的話。

如果未來是不可改變的，那麼知道了有什麼用？如果未來是可以改變的，那相信它做什麼？

這樣說來人就不用了解命運了嗎？

非也。

命運是一個人的根源，人要了解命運，才能明白自己該怎麼走人生這條路。

看到這裡，你可能會覺得我講話怎麼這麼矛盾，一下子似乎否定了解命運的用處，一下又說應該要了解命運，到底是要怎樣？

其實之所以充滿矛盾，是因為探討命運的角度不太一樣。

先來分析什麼是命運。

為什麼每個人的命運不一樣？

吳師父說：「這是從三世因果、六道輪迴的原理而來，舉例來說，前世是動物而今生是第一次做人的運，以及前一世是大善人投胎到這一世的運，各種不同前世積累的人生，決定了這一世的運是如何。」

命運有分先天運和後天運。

先天的運是指出生時的命盤所帶來的，在什麼樣的家庭、給什麼樣的父母生下來，基因如何，這些在投胎的那一刻就已經設定好了，也是無法改變的。

後天的運則是人生所做的種種抉擇和積累，不斷行善積福、學習成長可以創造好的命運，沾染惡習、無惡不作，也是創造另外一種命運。

先天的命運佔五○％，後天的命運佔五○％，有些能改變，有些改變不了，人要怎麼走命運這條路，這個才是大學問。

人的一生就如同唐三藏西天取經，每個人來人世間一趟，取了一本什麼樣的經？

四十年前吳師父能不能選擇不要開宮？若他選擇不開宮，他現在的命運一定全然不同。

而不僅是他本人的命運會不同，連帶他的家人命運也會跟著轉變。

舉師母的例子來說吧！

其實師母先天的壽元只有四十幾歲，而今她活到了七十幾歲。

四十幾歲時的師母正是努力衝刺事業的時候，吳師父走入與神配合的道路，各種人生的挫折與考驗紛至沓來，於是就由師母承擔起家庭經濟的重擔，四十幾歲應該是正活躍的年紀，但是不知為何那段時間她記憶力愈來愈差，連熟悉到不能再熟悉的家裡的電話，也會一瞬間怎麼樣也想不起來，有時候要開車去一個地方，開到半路忽然想不起自己到底是要去哪裡，也搞不清楚自己怎會開到那個地方，只好停在路邊想了老半天。

她的身體並沒有什麼病痛，但是腦力卻愈來愈差，有一天她做了一個夢，夢到自己頭上都是花。醒來後她告訴吳師父這個夢境，吳師父說：「花的台語就是『灰』，頭上都是花表示腦筋不清楚了。」

師母說：「那要怎麼辦？我最近真的常常忘東忘西，這樣下去實在很危險。」

師母還有工作要拚，還有家庭要顧，才四十幾歲的年紀，除了求神救她以外，誰能幫得了她？

後來聖母又再託夢，經過吳師父抽絲剝繭的請示之後，聖母指示師母的身體問題必須到關仔嶺碧雲寺求佛祖相救。

吳師父和師母前往碧雲寺請示，有一尊佛祖要來堯天宮救師母的命，當天佛祖指示了非常非常多的事，吳師父問了好幾個小時才問完，終於順利奉請了佛祖來到堯天宮。

佛祖來了之後，祂跟師母說：「我今天會來到堯天宮，不是我自己要來的，是堯天宮聖母去拜託我來救信女的命，如果不救妳，以後堯天宮要建廟還需要妳，那要怎麼辦？如果要救妳，我救妳一命還要生一條路出來給妳走，不然妳有命沒有腦，救了個空殼有什麼用？」

當時的堯天宮只是一個「人家厝」的小宮廟，從來也沒有發夢或是發願要建廟，當時佛祖那樣說，大家也是聽聽而已，誰知道十幾年後神明真的去領了建廟的旨，可見神明的目光是看得非常長遠的。

佛祖指示了很多師母要配合的事情，吳師父和師母都一一照做了，說也奇怪，師母的健忘症也就慢慢的不藥而癒了，腦筋一樣清晰靈活，人也一樣充滿活力、忙進忙出。

師母常感念神明的恩情，她說：「佛祖來之前，聖母就已經救過我很多次了，祂救到沒辦法了，就去請佛祖來救，所以拜神的好處就是即使走到眼見沒路可以走了，祂們也會努力找出一條小路出來給妳走，若不是堯天宮的神明，我早就不在這世上了，所以我實在是很感恩這些神明，只要祂們要我做什麼，我絕對做到。」

有些人會為親人求延壽，甚至許願將自己的壽元分給親人，其實這種事情最好不要自己亂求，能救還是不能救、該怎麼救，最好還是問神，由神來安排，就像佛祖說的，人生的道路本來只安排到這個時候，有了命卻沒有路走，這樣的人生是不完整的，如果人有做到那個福德，在天地許可的範圍內，神明會努力幫忙，若是沒有，還是別強求比較好。

所以命運可不可以改變？看來是可以。

再舉我自己的例子來說吧。

做了義女一段時間之後，有一陣子我常夢到天公、南北斗星君、太上老君這些大神，在談論關於我的命運和一些前因後果。

那陣子我精神狀態莫名的不好，我沒有什麼病痛，但透過夢境的請示，聖母也講到了我壽元的問題。

神明這樣點醒我，對照我自己的狀態，我是相信的，在聖母講出來之前，我有時睡覺前都會閃過一種念頭：不知道我還醒不醒得過來？但是聽到神明這樣指示，其實感覺是茫然的。

神明大概看我不了解事情的嚴重性在哪，有一次看不下去就指示說要起駕來跟我說清楚。堯天宮神明現在要用起駕來對談，是少之又少的，祂們起駕都是談論宮務為主，我來堯天宮那麼多年，也就唯一那麼一次。

那天是三佛祖起駕的，祂說：「信女，有些事情不跟妳說清楚也不行，妳畢竟是堯天宮的義女，如果有個三長兩短，外面的人也會議論紛紛。」

雖然我知道我的狀況差，但是佛祖這樣說，還是嚇了一跳。

三佛祖又說：「這段時間我們給妳託的夢，妳拼湊起來應該心裡也有數，妳的人生應該要走『神助人、人助神』這條正確的道路。」

我說：「但是我不知道我能夠做什麼。」

三佛祖說：「最重要的是妳要下定決心，妳憨憨啊走，自然有人會牽著妳走。」

當時我向三佛祖表示我願意走神助人、人助神這條路，但是其實我只有方向，而不知道自己該做些什麼，但正如佛祖說的，我也只能憨憨的走，因為沒有走，連那條路是什麼都不知道，又有什麼好想的？

那麼決心又是什麼？

我本來以為我口頭上的同意就叫做決心，後來才發現，決心也分了很多的層次。

決心來自於心念和抉擇，我遇到的第一個決心，是離職。

不知道未來在哪，不知道將來會如何，不知道我要靠什麼收入過活，我遵從聖母和天公的指示提了離職。

在我向主管提完離職的那天，我腦中的干擾忽然平靜了許多，我才明白，原來決心，是一種無形的力量。

記得有一次我跟吳師父閒聊的時候，他說：「人生憨憨啊走，就這樣走過去了，當初不知道離開家鄉之後會怎樣，就這樣來到高雄工作了，不知道結婚、生子會怎樣，相親之後彼此也還不是很認識，就結婚了，當初也不知道拜神、開宮要做什麼，神告訴我要開，我也就開下去了。雖然過程都很辛苦，但是現在都有獲得人生的果實。」

我憨憨啊走，也活到了現在，還終於寫完了這本書，有時候我會拿自己的例子來鼓勵正處在茫然當中的信徒，只要方向正確，總會走到柳暗花明的那一天。

假如我不聽神明的話會怎樣？

一般人信神、拜神、為神服務，不就是祈求過著無憂無慮、不愁吃穿的日子嗎？難道我就不能跟一般人一樣就這樣過著平淡、平凡的人生嗎？

猶記得三佛祖那時說過一句話：「信女，如果妳覺得活得還算有意思，就應該要走上這條正確的路。」

所以命運能不能改變？看來是不行。

人的命運裡面，有一種定數，叫做天意，有一種變數，叫做自由意志。天意要不要改變，天會看人的所作所為來決定，一個人為自己的人生做了什麼樣的選擇，積了什麼樣的福德，決定了是天助自助，還是自作自受。

18 問世的挑戰

來問神的人都是信神的人嗎？

未必。

幾年前，有一對年屆退休的夫妻來到堯天宮請示家中的種種事情，他們有一對子女，無論是在家人相處上，還是個人運勢上，都不太順利。

這對夫妻一起來問神，太太是信神的，但是做公務員退休的丈夫並不是很相信，吳師父在幫他們請示時，丈夫擲筊的動作跟一般人不太一樣，有時候輕輕放下，有時候將筊很用力的摔到地上，而太太看到丈夫這樣，也只能一臉尷尬的沉默不語。

吳師父當然看得出來，但是吳師父沒有生氣，該怎麼請示就怎麼請示，不會因為信徒的態度而影響到吳師父問神的立場和專業，吳師父並不擔心有人來踢館，相反的，對吳師父而言，一個愈不信神的人，在吳師父問完神之後，有時反而會是愈信神的人。

吳師父曾跟我說：「只要斷得準，愈不信的人最後會愈信神，若要說不信神，我年輕時最鐵齒，到最後變成最信神。」

後來處理完他們家的事情之後，太太有一次私下跟吳師父說：「我先生跟我說他覺得聖母的杯很準，那時候吳師父在請示時，他故意要用自己擲筊的操作讓杯變成有杯或是沒杯，但是聖母有杯就是有杯，沒杯就是沒杯。」

我常常看筊的翻動覺得很有趣，有時候會定住一秒彷彿考慮了一下才決定，有時候明明要蓋杯了在最後一刻又翻過來。

其實大部分會信神的人，都是從懷疑到相信的人居多，就如同吳師父當年從鐵齒到信服，也花了不少時間和過程。

那麼一開始就信神的人，就會一直信神嗎？

也未必。

在信仰的道路上，人總是一邊懷疑著，一邊相信著，即使看過再多神蹟，但是當遇到事情還沒看到結果前，依然會產生疑心。

有的人是從懵懂到了解，有的人卻是從信任到放棄，信神的心態決定了自己的走向。

以前面提到的這個公務員家庭案例來說，當時他們家有祖先欠點，神像也被不好的靈入侵，導致兒女有卡陰的問題，身體、運勢都受到影響，在處理完祖先和神像的欠點之後，問題改善了，他們也很感謝堯天宮和吳師父。

但是後來有一段時間他們比較少來堯天宮，不過太太還是持續都有在追蹤堯天宮，舉辦天公生、普渡這些活動他們也都會參加，有一次太太參加了補財庫代問的活動，聖母指示點出了他們家庭的一些問題，聖母說：「你們夫妻是相欠債，還了這麼多年，也有快要還完的一天了，希望你們夫妻不要再計較過去的事，未來還是會有和樂的日子。」

聖母說中了太太的心情，這段時間她也過得很辛苦，與丈夫相處不睦很痛苦，丈夫雖然公務員退休了，但是跟一些朋友做生意，反而產生了經濟上的問題，兩個孩子也不是很聽她的話，一個還在唸書，一個工作收入不穩定，而她自己快退休了，她擔心這些退休金恐怕不夠她和家庭的開支，心裡煩惱如何再找到增加收入的辦法。

經過聖母和吳師父的指示，她努力的改變自己的心態，漸漸的和丈夫之間關係和諧了許多，兒女的部分也有了努力的目標，他們也重拾了對堯天宮的信仰。

吳師父在教導我時，分析說：「有些信徒一開始有信堯天宮，處理完欠點之後也有變得比較順，但是經過一段時間之後因為人生的一些不順利，那個信心就減退了，其實並不是處理欠點沒有效果，或是神沒有保佑他們，而是他們不了解自己的人生哪裡規劃得不對，哪裡要再改善。

像這位丈夫退休後想要再多賺一點錢，出發點是沒有錯，但是他有幾個問題影響到他的命運。第一他喝酒沒有節制，影響到他的身體和判斷力。第二他接觸的朋友裡面有些好、有些不好，他不懂得去分辨哪些人可以合作，哪些人只是酒肉朋友。第三他對做生意不夠內行，聽人家介紹，自己沒有去研究，看別人做很好，自己做卻不好。這些是人方面要去注意的問題，不是欠點造成的，但是還好他們後來有再來問神，經過聖母點破他們的盲點之後，有一點一滴在改善。」

其實「信心」也有許多的層次，一味盲目的期待神來處理人生的種種不樂意，並不是真的在信神，真正的信神應該是愈信愈有智慧，懂得該如何與神溝通來突破人生的盲點，這是「神五分、人五分」如何配合的深奧學問。

經過這幾年眾多祖先案件的處理和追蹤，聖母最近託夢給吳師父分析了幾個案例，也正是因為有這些資料和時間的驗證，所以聖母有素材來進一步教導大家。

吳師父那天跟我們說：「聖母昨晚帶我去看了三個家庭，這個道理很深，也驗證了一些事情，如果不是神來教，很難了解得這麼深入。」

第一個家庭是林信女的娘家，是幾年前吳師父辦過的案例，林信女結婚前來到堯天宮問神，當時她有幾個困擾，第一她在工作上常被同事欺負，想要換工作；第二她已到了適婚年齡卻還沒有對象，她常常到一些廟求姻緣，但是有緣人都沒有出現；第三她經期紊亂，身體比較弱。

關於林信女的問題，聖母指示她祖先有欠點。

十分信神且虔誠的她是沒有權作主的晚輩，不僅父母健在，年邁的祖父、祖母也都還健在，祖先的事情哪裡輪得到她說話。但是林信女沒有放棄，她決心無論如何她也要辦祖先，後來她努力說服了她的父母，而祖父母那邊就交給父母去溝通，歷經了許多波折，終於皇天不負苦心人，她完成了辦祖先。

辦完祖先之後，有人介紹了一門親事，聖母指示是好的姻緣，她也完全相信聖母，不計較對方的學歷、條件，克服了親友反對的雜音，她順利的結婚了，也換了一份工作，婚後生下了一子一女，而今日子過得平凡幸福。

但是她的弟弟和妹妹婚姻就沒有如此順利，一個結婚後決定不生小孩，一個可能不打算要結婚。她的父母為了兩個弟妹的婚姻，有著無奈和擔憂的心情。

那天晚上的夢中，吳師父和林家的祖先見了面，林家的祖先說：「祖先欠點是這個小孫女（指林信女）去努力奔走而完成的，她也是最虔誠信神、信祖先的一個，所以我們做祖先的先幫助她完成她的人生大事，但是另外兩個子孫並不是很信，對祖先也沒有什麼心，所以未來會怎樣，還是得看他們自己怎麼做。

至於他們的父親，也就是我的孫兒，靠的是我祖上的庇蔭，我們留了一些祖產給他，夠他一輩子用了，若說要為他自己的人生去創造康莊大道，只怕是沒辦法了。」

林信女的父親確實是靠著祖先留下的資產收房租過生活，沒有工作，也不需要工作，他這一生想要去創造更多的事業和財富，卻都不太成功，他的祖先用開車做比喻，他就如同開車進入一條鄉間小道，前面的小路沒辦法走，後面又不好退，就這樣前前後後，不進不退。

從祖先的視角來看他們自己的家庭和子孫，或許能夠提供人生另一種思維的解答。

一個家庭呈現出什麼模樣，在看不見的背後，其實存在著一些道理，為什麼同樣的家庭，也辦過祖先了，但是兄弟姊妹的際遇卻不同，值得人好好深思一下。

第二個家庭是吳師父的舊識，與吳師父同輩的當中，他們有四房兄弟，也有拜神，但是祖先亂糟糟，有兩、三個姓氏的祖先問題。

那晚，他家的家神來找吳師父談話，祂說：「我的弟子家中祖先這樣亂，為什麼你不幫他們處理好呢？」

吳師父回答祂：「以前我剛開始學辦事的時候，他們是有信我，但是那時候我還沒有懂得像現在這麼多，後來我學得比較會了，他們四個人裡面信我的不到一半，叫我怎麼幫？」

祖先亂糟糟，現實中，兄弟各房情況也是一樣亂糟糟。

他們兄弟當中也有人拜了許多從大廟請來的神尊，這些家神也確實是有神的，神當然也想要保佑他們，但是無奈卡著祖先問題，所以才會來找吳師父說這些話。

很多人認為只要虔誠禮佛、拜神，神明就會承擔一切無形的問題，其實依據堯天宮多年辦案的經驗，正神正道都很尊重信徒的祖先，畢竟沒有祖先就沒有子孫，祖先和子孫之間，叫做「前因、後果」，也是同屬一條靈脈，陰陽之間要協調，神要助人才能夠暢通無阻。

第三個家庭是聖母用來比喻的情境，不是吳師父現實中認識的人，夢中有兩、三個兄弟一起來堯天宮要辦祖先，他們拿著厚厚的一疊合約，要吳師父簽約，意思是要吳師父保證他們辦祖先之後他們要付出什麼、得到什麼。

吳師父告訴他們：「我是不會簽這個合約的，你們應該要去探討我這樣辦理有沒有符合道理、是對還是不對，如果你們信我那就來辦，不信我，就不要找我辦，或是你們若是有疑問，也可以先去大廟請示、對證看看，不能夠說辦了祖先之後，就要神明和我來負責你們往後人生所有的問題。」

人生的問題原因很多，祖先欠點只是其中一部分，信徒在辦完祖先之後若是遇到一些不可測的衰事，難免心裡會產生疑問：我不是辦完祖先了嗎？為什麼還會遇到這樣的事呢？

有的人甚至會想：如果我不辦祖先，是不是就不會遇到這個問題了呢？

有這些想法雖然是人之常情，但應該要去探討事情發生的原因，若都往祖先的方向去想，祖先大概也會覺得冤枉：這不是我去指點的啊！你怎麼不先問問清楚呢？

回想我的經歷，我初到堯天宮就辦祖先了，對堯天宮聖母、眾神也一直很虔誠，甚至還做了義女為神服務，結果我的人生還不是一大堆嚴峻的試煉等待著我，但是還好有神明和祖先一直護佑、指引著我，讓我還能夠平平安安的活著。

人生的道路在走，想要改變命運，還有很多的經要取。

其實聖母給吳師父託的這三段夢境，正是回答了大部分信徒對於祖先議題會有的疑問。

為什麼處理完祖先，有些人效果明顯，有些人效果有限？

我拜神拜得這麼虔誠，為什麼神明不幫我？神明不是神通廣大的嗎？

為什麼祖先欠點處理完，我有些事情有改善，但是有些事情還達不到理想？

為什麼辦完祖先了，我卻得了這個病？遇到那個問題？

吳師父最近在跟我們談話時，把救世改成了「問世」，堯天宮這個道場，就如同一個探討世間萬事萬物的平台，人和神共同來研究人的命運該怎麼走，這叫做人與神共修。

每一個人，人生的路在走，上天看著，神明看著，祖先也看著，沒有被放棄的人，只有不把祂們放在心上的人。

第三部　人生何所求？

19 會問還是亂問？

很多信徒都希望吳師父可以出書教導大家怎麼問神，接下來要談一談問神的觀念，或許能夠幫助大家增強一些問神的功力。

雖然有些人觀摩過、練習過問神的訣竅，能夠掌握一些向神提問的問題，但是究竟是變得更會問，還是變得更會亂問，就很難說了。

不是腦海中可以想出一大堆問題，就叫做會問神，如果沒有道理和原則，就只是在亂問。舉一些例子提供大家了解，排除錯誤的提問方向，應該就會離正確答案更近一步了。

什麼叫做道理和原則？

舉吳師父問神、辦祖先的原則來說明，不是信徒要他問什麼他就問，不是信徒叫他怎麼辦祖先，他就照信徒的要求做，對的事他才做，不合道理的問題他不會幫信徒問，不符合他的原則的錯誤做法，再多錢請他，他也不會做。

例如有一次，有位弟子來問神，聖母指示祖先有欠點，調了除戶資料來發現他有雙姓祖先的問題。

會產生雙姓問題都是因為祖先當中有入贅的情形，應該要姓女方的姓、拜女方的祖先，但是卻姓了男方的姓，拜了男方的祖先，而女方那邊斷了後，沒有其他男丁延續香火，便產生了雙姓祖先的問題。

他把父母也請來一起請示聖母，經過吳師父的釐清，信徒現在拜男方姓氏的祖先，是不需要拜的，因為男姓祖先有兄弟，已經有延續他們的香火了，信徒應該要拜女姓的祖先才對。

在吳師父請示的過程中，他的祖先也明確的交代，男姓氏的祖先不可再拜。

但是他的父母卻堅持要拜男姓祖先，他的父親說：「不然這樣好了，我兩邊祖先都拜，吳師父你就這樣幫我辦。」

吳師父說：「你的祖先有交代，男方這個姓氏的祖先不能再拜，你如果堅持要拜，那你可以去找別的老師處理，我不能明知是錯的，為了賺你的錢而做這種不道德的事，所以請你另請高明。」

本來他的父母只是來了解一下，並沒有打算交給吳師父處理，但經過面對面的溝通，而他的父母看吳師父如此專業又有原則，反而決定請吳師父依照堯天宮聖母的指示來辦理祖先，最後讓事情圓滿落幕了。

無形方面的欠點，依照堯天宮眾神的個性，只要祂們有說出原因，其實祂們都有辦法處理，根據我們的經驗，比處理無形欠點更加難處理的，是人。

愈是重大的案件，信徒的信任是最重要的，聖母和吳師父能夠幫助到哪裡，取決於信徒的態度，佛渡有緣人，緣即「信」心。

至於問神方面，很多人搞不清楚哪些事該問，哪些事不該問，吳師父有一些問與不問的原則。

人可以查得到的資訊不問

例如：我想要報考〇〇單位，想問聖母該單位明年會不會招考？

這是人要去了解跟查詢的資訊，不應該來問神明，如果要問神明，應該問：我想要報考什麼考試，想了解考運如何？準備考試有什麼要注意或改進的？

曾經也有信徒問：我今年有考高普考，還沒有放榜，我想問神明我今年考試的成績有沒有上榜？

雖然我們了解等待的心情是焦慮的，但是這個問題也是不該問神的，因為信徒已經考完了，除了等待結果出爐之外，對於這件事情沒有他能夠改變和努力的空間，所以問了等於沒有作用。

既成事實不問

例如：我已經買了一間房子，想請問這間房子適不適合我住？

或是：我已經跟某某人結婚，想請問我們兩個是不是正緣？

詢問這種類型的問題的信徒很多，但是這些問法都是不正確的。問神要看時機點，在做決定之前問，和已經做了之後問，問法是不一樣的。

以買房子為例，如果信徒還沒買，是可以問神明這間房子是否適合買來住。那麼神明會幫信徒分析好壞或是哪裡需要注意，提供信徒做判斷和決定。

但是若已經買下去了，就不能夠這樣問神了。

要是神明說不適合你住，那你能反悔嗎？不能反悔的話，繼續住能安心嗎？所以問這樣的問題，無論神給出哪個回答，都只會衍生更多的問題，而沒有解決任何問題。所以像這樣的問題來問神，萬一真的不適合，神也不敢跟你說。

信徒若是真的擔心房子風水的問題，應該要找懂風水的老師去看看如何改進，這才是解決之道。

婚姻也是一樣，每個來問感情的信徒，吳師父都會先問信徒交往多久了？結婚多久了？生了幾個孩子？

若是剛認識在考慮要不要交往，那麼問神明雙方適不適合，是可以問的，因為雙方剛認識，感情還不深，彼此還在評估跟了解當中。

但若是已經交往好幾年，或是已經結婚的，吳師父就不會從「適不適合」這個角度來問神了，因為說適合或不適合都不對，也解決不了問題，應該要幫信徒找出雙方感情的「問題點」，來問神及探討問題該如何解決。

感情的事情問神是最考驗智慧的，需要綜合評估很多面向，吳師父問事的原則是不能傷害任何一方，例如夫妻一方來問神，另一方和小孩的立場吳師父也要考量在內，這樣才能平衡，如果只站在一方的立場講話，卻傷害了另一邊，這樣也不是在濟世。

吳師父教導我說：「今天先生來問神，明天有可能他的太太來問神，如果我們問神的人偏頗任何一方，這樣要怎麼交代？神明是公平公正的，所以我們作為神的代言人，也要懂得把握這個原則，不能去傷害任何一邊。」

不傷害而又能解決問題，這需要高度的智慧。

不合情理法不問

情理法的範圍很大，如果沒有釐清清楚，很容易問到亂掉。

舉個例子來說，有個姊姊來問弟弟的婚姻，她說：「我想問弟弟現在交往的女朋友是不是他的正緣？

因為弟弟跟父母一起做生意，本來一家和樂，但是弟弟交了這個女朋友之後，整個人都變了，他的重心都在女朋友身上，因為他要兼顧工作和談戀愛，把自己搞得很累，都沒有時間休息，媽媽擔心他的身體，叫他要注意自己的作息時間，但是一講到他女朋友，弟弟就很反彈，最近弟弟跟我們其他家人產生很多衝突，我們實在不喜歡他這個女朋友。」

一般家人代問也是可以幫忙問的，但是牽涉到感情事，即使是家人，也無法替他的感情作主，所以家人不該代問兩人是不是正緣。

況且這種情形下，神明若說是正緣，父母和姊姊想必內心不能接受，若說不是正緣，弟弟更是不能接受，甚至可能引起家人之間更多的衝突，所以兩種答案都不正確，這就不會是個該問神的問題。

但是我們還是有幫姊姊請示家人之間應該如何面對跟處理這樣的情況，回答的答案姊姊也很滿意，有助於母子、姊弟雙方的溝通與了解，這才是在問神。

問神是要獲得人生的智慧，了解人生該怎麼走，什麼樣的問題能不能問、該怎麼問，這就是問神的學問。

吳師父問神是用他的「人五分」來幫助信徒了解神明的「神五分」，而信徒了解之後該怎麼改變、提升自己，就是信徒的「人五分」了，信徒若是聽不懂可以問吳師父解釋得詳細一點，但是執行的人永遠是每個人自己。

20 吳師父的問神秘訣

吳師父說要教大家他問神的秘訣。

吳師父說：「以前我們出書的問事流程那是舊的，經過我這幾年的研究和改良，現在的問事流程已經進化了，所以要讓大家了解怎麼把問題濃縮、統整，找到重點來回答。」

我說：「可是師父四十幾年的經驗，義工、徒弟在堯天宮那麼多年都還在學習，一般信徒怎麼可能這樣看看書就學得會？」

「當然是沒辦法那麼快學會，但是至少會有概念。」吳師父又說：「我們問神跟人家哪裡不一樣？最重要就是這個『文頭』，找到文頭，答案就出來一半了，再配合神明的籤詩，這樣合起來就是正確答案。」

我說：「可是就算問出文頭，信徒還是不會解籤啊！」別說解籤，光是問文頭就已經是一門學問了。

吳師父說：「沒關係啊！有文頭、有籤詩，他們要來請教我們，我們也比較好解。」

好吧！就來寫吧！至少能夠幫助大家建立觀念和方向。

其實不是我想要藏私，而是每一個文頭如果沒有經過解釋，理解得有限。而文頭配合上信徒的狀況、籤詩的內容，就算是相同的文頭，解釋起來也可能會天差地遠，其實精準的解釋才是吳師父功力深厚之處，但無論如何，這些方法對於信徒學習與神明溝通還是會有幫助的。

與神溝通是要解決問題、提升自己的智慧，擲筊問神是任何人都能夠執行的一種與神溝通的方法，反覆的運用和思考，才會慢慢進步。人要配合神來共修，學會一種與神溝通的方法還是很必要的。

所謂的「文頭」是吳師父的用語，就像一篇作文要先有題目一樣，吳師父說：「如果沒有文頭，一首籤詩要怎麼解釋都可以，所以一定要有文頭。」

因此文頭就是確立解籤的方向。

那麼問文頭要怎麼問？

假設有一位信徒想要問神明關於工作、感情、健康三個問題，那麼是要一個問題、一個問題分別請示嗎？

吳師父說：「如果工作問一種指示，感情問一種指示，健康又問一種指示，這樣會問到亂掉。」

所以吳師父請示神明是會把三個問題整合在一起問。

怎麼整合呢？

就是問「文頭」。

問出了文頭，然後再抽籤。

假設神明指示的文頭是「思想」，那麼信徒這三項問題看似是三個不同的問題，但其實根源就是在於「思想」，然後再根據籤詩來分析他的所思所想應該要如何調整，能夠使這三方面的問題得到答案。

這就好比一個人感冒，不管症狀是咳嗽、流鼻水、發燒，原因就是感冒，病人不會問醫生說：「那我咳嗽怎麼辦？流鼻水怎麼辦？」因為只要感冒治療好，這些症狀自然就痊癒了。所以吳師父問神會從「問題的根源」去剖析，自然信徒所想要知道的答案就能夠一目瞭然了。

在問神之前，需要把問題做個釐清，可以先區分成「是非題」、「選擇題」或是「問答題」。文頭是屬於問答題的問法。

是非題就是只有好或不好，是或否兩種答案。但是如果好跟不好神明都沒有允筊，那就會變成問答題，就需要問文頭了，問出了文頭再抽籤。

選擇題就是有好幾個選項，請神明給予指示哪一個選項最佳，例如：考生要選考什麼科別？大學要唸什麼學校和科系較合適？例出幾個選項，請神明指示哪一個最適合。如果有兩個以上都有三聖筊，那麼信徒就依照自己喜歡的去選擇，如果全部都沒有三聖筊，那麼就可能會進入問答題模式，可以請示文頭和籤詩。

當然有時候指示完選擇題，也有可能再補充籤詩，一般是提醒還有什麼需要注意的。

至於複雜的人生問題，一般就會直接從問答題來請示。

大道至簡，經過吳師父多年的智慧淬湅，聖母和吳師父常用的文頭已經濃縮到剩下幾個，在這裡提供吳師父在請示神明時常用的幾個「文頭」來給大家參考，大家若想自行嘗試問神，這幾個文頭就無腦的用吧！百分之八十的案件的文頭大概都不出這個範圍，至於剩下的那百分之二十，變化就大了，把基本功學起來，其餘的變化，有興趣的人再慢慢進修就好。

常用的文頭有「本運」、「家運」、「思想」、「理念」、「待人待事」、「人生方向」、「改變思維」、「命運」。

思想、理念、待人待事、人生方向這幾個如果出現兩聖筊，通常會加上「改進」兩個字來請示，常常就會有三聖筊，文頭就變成「思想改進」、「理念改進」……。如果沒有變三聖筊，那也不用糾結，就繼續換別的文頭請示看看。

如果是請示事業方面，則可能會有「事業運」、「經營」這些文頭。

如果是請示婚姻、感情方面，則可能有「婚姻選擇」、「婚姻經營」、「雙方＋常用文頭」、「男方＋常用文頭」、「女方＋常用文頭」這些文頭，或者是雙方分別賜籤詩。例如：雙方理念改進、男方待人待事、女方思想……等等變化。

如果是子女的問題，則可能會增加「管教」、「教育」、「學業」這些文頭。

如果是健康問題，可能會增加「身體的原因」、「身體保養」這些文頭。

有時會兩兩文頭搭配來指示，例如本運＋家運，本運＋思想……等等。如果是這樣的文頭，也是抽一副籤詩就可以了，不需要分別抽籤。

這樣說完，問文頭是不是簡單多了呢？

那麼這些文頭的意涵又是什麼呢？以下簡單解說一下常用文頭的部分。

「本運」、「家運」

有一次，一家人包含夫妻和小孩都有掛號請示，聖母分別都有給予指示，其中妻子的運勢最差，吳師父提醒她：「妳今年因為運不好的關係，脾氣比較控制不住，希望妳知道之後要懂得調適心情，凡事不要期待過高，保平安就好。」

事後她對於神明的指示不太能接受，理由是：「為什麼一家人裡面我的運最差？」

信徒會有這個反應，其實是因為她對於所謂的「運」不太了解的關係。運不是人努不努力、是非對錯、成就高低的評判標準，而是一個人該如何行動的依據、處事的哲學，以及不一樣的成長思維。

人一直在順境體會不到逆境的柔軟與謹慎，人一直在逆境學不到順境的突破與壯志。

聖母和吳師父常用天氣來比喻人的運，如果只有晴天沒有雨天，或是只有雨天沒有晴天，很快就會失衡了。就以台灣來說好了，颱風固然會造成很多損害，但是如果沒有颱風，台灣就會面臨缺水的危機。

沒有一種天氣是無用的，因此運的高低起伏也應作如是觀。

運是一個人的根本，本運就是本人的命運，而家運則是一個家庭的運。神明從運來分析事情，第一可以知道是否有欠點來影響到運，第二可以知道目前的運是好還是壞，來判斷行動和思維上應該要積極還是該保守。

運的詳細情況人自己不知道，只有神會知道，問神的好處是可以事先了解運的狀況，在心理上有個提醒。

若是有欠點，也很容易在指示本運、家運時點出來，若是有出到「陰」方面的籤詩，指的就是祖先、倒房方面的欠點。

影響到運的因素有幾點，第一就是「欠點」，欠點不解決，運難免都會受影響，好會打折，壞會更壞。第二則是正常的週期運行，就像天氣一樣，人的運也是起起伏伏的。第三則是人自身的一些錯誤來影響到運，那麼就要先懂得改進這些錯誤，才能接到未來的好運。

所以當神明指示到本運、家運，就是從運的角度來分析原因，以及提供建議。

吳師父說：「人運好該衝要衝，運不好該守要守，就怕該衝的時候不知道要衝，浪費好時機，運不好時亂衝一通，遇到一大堆挫折，等到運好時沒有力氣、沒有信心衝了，這樣永遠都失敗。」

不管聖母是不是採用本運、家運作為文頭，吳師父仍會從籤詩來判斷信徒的運勢，因為運就是最優先判斷情勢的依據。

「思想」

有一個女兒幫老母親線上代問，她說：「我媽媽晚上都不睡覺，白天沒精神就一直睡，有時候很清醒，但是有時候連我們這些兒女都認不得，講話顛三倒四的，我們很不放心，都要照顧著她，但是她日夜顛倒讓我們照顧得很疲憊，想請問聖母她是不是有受到無形的欠點影響？還是她健康的問題？該怎麼改善？」

當人出現一些異常的情況，總是難免會讓人猜測各種原因。

聖母指示「思想」，出了一支籤詩。

吳師父解籤及回覆說：「這位老信女過去是不是有拜什麼神？如果有的話，應該是她心裡一直在想著這些事情的關係。」

女兒說：「這個我也不是很清楚，我再趁她清醒一點時問問她。」

後來女兒帶著母親到堯天宮現場掛號問事了，等待問事的時間，老信女常常在打瞌睡，眼神也很渙散，忍不住趴在桌上睡覺。

等到她們問事時，老信女說：「過去我有在一個道場服務，後來跟那邊的人有一些問題，我就沒有去了，之後再回去找，他們已經不知道搬到哪裡去了。」

吳師父問她：「妳是不是一直在想那間宮廟的事？」

老信女點點頭，她心裡一直掛念著那裡的神，當初她對神有一些承諾，覺得自己沒有繼續服務神明感到內疚，生活上遇到一些挫折也會懷疑是不是因為她信仰不堅的關係。依據吳師父的判斷，她是想這些事情想到心靈亂掉，而導致現在的情況。

經過吳師父的請示和勸解，一方面安了她的心，抹消她對過去那間宮廟的心結，另一方面告訴她可以找大廟中她有感覺的神去拜拜，心裡任何事情都可以向神傾訴，神會幫助她，老信女聽了吳師父的話，點了點頭，眼神也稍微沒那麼呆滯了。

過了一段時間，女兒再次帶著老信女來堯天宮，還買了鮮花、水果來答謝，女兒說：「真的很謝謝聖母、吳師父和你們，我媽媽已經好多了。」

我們看老信女的神態已經恢復得十分良好，也會自然的與我們交談互動，與之前的狀態完全不同。

沒有做任何法事，也沒有吃藥，聖母和吳師父的幾句話打開了她的心結，就是最有效的良藥了。

問神的文頭都是中立的詞彙，思想就是指人的所思所想，一個人每一天都有成千上萬的念頭在腦海裡轉來轉去，人如果沒有什麼事好想，就會開始胡思亂想，為人生創造成功的是思想，把自己困住的也是思想。

思想是很常被聖母用來指示信徒的一個文頭，因為思想決定了內在的情緒，以及外在的行動。當人往好的方向想，再大的事都是小事，往壞的方向想，再小的事都是大事。

人在想什麼事情，身體也會做出相對應的反應，想到生氣的事時，身體會緊繃，這時候如果有人講了一句不中聽的話，可能脾氣就爆發了。若一直想著開心的事，自然不會想要罵人，說不定還會一邊做事一邊哼歌。

請示各種問題都有可能指示到思想，比如常常在想過去，那些不愉快的往事，遭受過的挫折，錯失的機會，被傷害的怨恨，時常放在腦海中徘徊，走了又回來，循環播放著。

過去的總是已經過去，不會因為人一直去想它而會有任何的改變，何不挪出一些腦內的空間幫未來的你想一想。

當下的你，你的思想擺在哪兒呢？放對了地方是充電，放錯了地方是消耗，好好運用自己的思想，就是活在當下。

「理念」

理念跟思想看起來有點類似，但其實不太一樣，理念包含溝通的層面。

例如有一位信女問工作和健康，表示工作壓力大，是否應該換工作或是創業？另外身體常有一些小毛病，感覺很困擾。

聖母指示理念並賜籤，吳師父解籤說：「信女，聖母查到一些事情妳要先懂得改進，因為這些事影響到妳的工作和健康，第一就是妳的個性容易發脾氣，第二就是妳凡事期待和要求過高，這兩點妳要先改進，這樣妳的工作和健康才會比較平安。」

如果這兩個源頭的重點沒有先改變，那麼換什麼工作、看哪個醫生，其實都差不多。

人的脾氣不好，講話和溝通容易發生不愉快，久而久之影響到人與人的關係。而期待過高也一樣容易造成彼此相處時的壓力，要求過高的人覺得應該要這樣、應該要那樣，這些不是理所當然的嗎？但是世事往往無法盡如人意，被要求的人也未必能夠接受與配合，相處難免產生摩擦。

人一旦常常處在壓力和不愉快的心情狀態中，日積月累之下健康也會出問題。

問神問到的答案是自己要先改進，也許這樣的答案未必每一個人都能夠接受，但是若是能夠靜下心來好好的思考與調整，其實聖母的這些建議是改善人與人之間矛盾的一帖良藥，最終受益的是自己。

公說公有理，婆說婆有理，每個人都有自己的道理，但是你的道理可能我不接受，我的道理可能你不接受，那麼誰又應該聽誰的？

吳師父說：「理是有一條沒有兩條，有理走遍天下，無理寸步難行，只要在理字上站得穩，應該都不用怕。」

大部分的人都是講道理的，只是每個人對事物的理解和溝通的方式不同，所以對不同的人所採用的溝通方式也要有所不同，例如一個從不信神的人，你跟他說一堆宗教的儀式與規範，他恐怕聽不下去，但是若把宗教的觀念轉化成做人處世的方法，或許他會覺得受益良多，因此理念要怎麼溝通能夠讓彼此都能夠理解和接受，這也是需要學習的。

雖然大部分的人都是講理的，但遇到問題時常常不知道道理在哪，所以需要神明的智慧幫助我們釐清道理，那麼人生的道路就能夠走得心安理得了。

「待人待事」

聖母常教導我們要多學習、多成長，指的就是做人做事。

天生我材必有用，擁有多少才能並不是唯一決定人生路途的關鍵，人要在社會上生存得好一點，需要多懂一些做人做事的道理，才不會遇到太多麻煩。

有一位信女平時工作認真，也已經在職場工作好幾年了，以前與主管互動不錯，但是因為一次事件，就整個變了。

那次主管要她帶幾位實習生，因為實習生的學習表現不太理想，她直率的表示了她的評語及要求，其中一位實習生身分有點特殊，是另外一個單位主管的小孩，便去向父親告狀了。

她的主管要求她去道歉，弭平這件事，但她說：「我不去！我又沒有做錯，為什麼我要道歉？」

從此她與主管的關係就再也回不去了，她開始在工作上被排擠，主管對她的負評也不斷在公司各部門擴散，主管想要迫使她自己離職，她忍了又忍，也考慮換工作，卻又覺得不甘心。

每一次她來請示聖母工作的問題，聖母總是叫她再忍耐一下，先繼續做下去。

她也很聽聖母的話，一般人在那樣的職場氛圍中早已離職了，但她仍然繼續撐著。

她身邊的親人、朋友有很多人也都勸她另外找工作，但是聖母為什麼要她繼續做下去呢？

隨著她每一次來問事請示，聖母的話透露出一些端倪。

第一是因為她的運，還不是能夠換到較好工作的時機。

第二則是指示了關於她的待人待事，帶實習生原本只是一件小事，但是後來卻成為了她工作上的致命傷，如果她在做人做事上沒有學習成長，以後漫長的職涯道路，仍然有可能再次遭遇到類似的問題，所以聖母的深意也是希望她能夠在這次的事件中有所成長。

經過了近兩年的時間，在傷感中她離開了這個她喜歡的工作環境，雖然重新求職過程一度覺得仍被過去主管的陰影束縛，總覺得她的主管在業界仍然在散播著對她不利的耳語，但她在聖母的鼓勵下仍然慢慢的站起來，重新再出發了。

我不知道她是否有點後悔當初處理事情不夠圓融，但是想必她也發現她付出的代價太過巨大，有時候問題發生之後，神明要來幫忙修補也不容易，那麼應該學到的，是不要再發生相同的問題，這樣的處世智慧，對往後的人生將會是一筆財富。

什麼時機、說什麼樣的話、什麼話可以說、用什麼方式說，這是人生的智慧。

把份內的事做好，那是應該的，如果份內的事都做不好，容易被人看輕。

至於做人的學問就更大了一點，這跟每個人的個性、想法、人生經驗的積累有關係，識時務者為俊傑，別人的老生常談猶如浮雲飄過心田，只有在自己經歷過痛苦淬煉後，才終於深刻體會，只是代價不一定都負擔得起。

有句話說「君子報仇，三年不晚」，連君子都會報仇了，何況是小人。人都有落難的可能，做人做事成功的人，比較有機會得到貴人拉他一把。

得罪一個人很容易，一句話就夠了。

不被得罪很困難，需要很好的情商。

太容易得罪人，跟太容易被得罪，都容易錯失生命中的機會與視野。

「人」這個字很好寫，但很難做，隨著年齡成長、身分角色改變，做人做事也會不斷產生新的功課。

「人生方向」

聖母會指示人生方向這個文頭，表示是人生的方向亂掉了。人的方向會亂掉有很多原因，最重要的是要重新調整好自己的方向盤，當然神明點破之後，人要如何調整自己，也需要花費一些工夫。

有一位弟子想問聖母幾個問題，首先他報考公務員考試已經快十年了，都還沒有考上，由於他有經濟壓力，沒有補習，都靠自己自修，他想問聖母如果補習的話是否能夠金榜題名？因為補習費也是一筆不小的花費，令他十分猶豫。

另外他必須一邊上班一邊唸書，長久下來身體出現了問題，再加上近期長輩生病，他又必須照顧長輩，而二〇二〇年有疫情使得他延後了一些檢查，他聽完醫生的評估之後，十分擔心自己的病情會不會更加嚴重。

這位信徒肩上擔負了很多的壓力，已經快要被壓垮了，雖然有責任感、有上進心是好事，但是過了頭也會迷失方向，就像一個人的力氣只能揹五十斤，卻揹了一百斤，是行不通的。

聖母提醒他，他已經被壓力打敗了，應該先放下這些壓力，優先照顧身體的健康才對，一個人若是失去了健康，連賺錢的條件都會喪失，又如何能追求人生的幸福？

適當的壓力可以激發人的潛能和成長，但是過度的話就成了健康的殺手。

人先有目標，才有方向，有的人連目標都沒有，就更別提方向了。有時候看別人選擇這個目標和方向很好，但是不夠認識自己，不知道自己適不適合就去做，做到一半發現困難又轉換方向，目標和方向換來換去，沒有一個到得了。

有時候對於一個目標、方向過度的執著，發現不行還不修改方向，同樣到不了目的地。人生方向包含了很多種的目標，健康、婚姻、工作、考試……都有可能會迷失方向。人要多認識自己，適合什麼路？哪些可以克服？哪些比較重要？選對了目標，跨越路途上的障礙，遲早會到達目的地的。

吳師父常說：「人要有自己的原則和目標，不要聽別人說東就往東，說西就往西。」不過吳師父也常說：「遇到問題要趕快問人，不要認為自己很厲害，想得都對，這樣運才會通。」

所以人迷失方向的原因，究竟是想得太多，還是想得太少，是不夠堅持，還是不會變通，有的時候還是需要貴人來點破，方向盤才抓得穩，不知道誰是貴人的話，就問神吧！

「改變思維」

思維和思想，有什麼不同？

思想，是你知道自己在想什麼；思維，是你很難知道自己為什麼會這樣想。

改變思維就是換一個立場從其他角度來想一想。

舉前面說過的一個案例，那位姊姊來問弟弟姻緣，家人反對弟弟女友的事情為例，聖母指示了「改變思維」。

吳師父是這樣解籤的：「這位弟子現在交到女朋友，彼此談得來，正是熱戀的時候，一個快四十歲的男人從未遇過真愛，難得遇到喜歡的對象，難免會一頭熱，妳們家人懷疑他被女方下符，這跟下符沒有關係，而是他心態的問題，所以家人應該要用好言好語和他溝通，如果對方是有緣人，卻因為家人的因素而感情破裂，他內心會有什麼樣的情緒？聖母並沒有指示弟子和女友是不是正緣，而是要提醒你們注意和了解他的心態，這個問題若是沒有處理好，以後會影響到你們這個家庭產生裂痕，所以希望你們懂得從好的一面來跟他溝通。」

每個人站在不同的角色，經歷不同的人生階段，都有不同的思維，聖母和吳師父所提出的角度，方方面面顧慮到了家人的思維、弟子和他女友的思維，未來可能會發生的問題也先提醒他們來做預防了，所以姊姊能夠接受聖母和吳師父的真言，也願意和父母重新調整他們的思維和溝通。

當人採取對立面來看事情時，那就是對抗，說出來的話不好聽又傷人，就算只是多問一句話，也會產生防衛心，心理上立即進入戰鬥位置，久而久之彼此的關係都會出現裂痕，有的人會坦白的衝撞，有些人卻是消極抵抗，若是一直無法消除歧見，距離會愈來愈遠。

聖母和吳師父解答人世間的疑難雜症，並不只是告訴人們應該怎麼做，而是讓他們了解為什麼要這麼做。

換位思考，說起來容易，做起來很難，但若是做得到，會得到一種結果，叫做輕鬆。改變思維，是痛並快樂著。

「運命」VS「命運」

吳師父說「運命」和「命運」不同，因為台語這兩個字反過來反過去都很好唸，不像國語那麼繞口。

但，到底哪裡不一樣？

吳師父說：「運命是天註定，命運是自己創造的。」

運命是人一生的道路，出生在什麼國家、社會、文化、家庭，這些都是一出生就註定的運命，但是天註定了怎麼開始，人自己鋪排了這一世結束時的價值，以及下一世的開始。

三世因果，六道輪迴，人的一生就像是一本帳冊，帶著一本叫做福德的帳目來到人世，結束時算一算是增加了還是減少了，來的時候帶得少一點的話，回去時多累積一點，下一次再來，福份就多一些了。相反的，來的時候帶了不少，回去時卻不增反減，那可能要問一問自己到底來幹嘛？

命運，就是人生的一條路在走，哪裡要加把勁，哪裡有危險要閃避，這條路才能走得比較順。

如果說其他的文頭是比較偏向「微觀」的角度，那麼「命運」這個文頭就是屬於「鉅視」的角度。

例如有一對母子發生了很大的衝突，孩子離家出走，母親感到傷心卻還是擔心他的安危，這個媽媽想問聖母關於孩子的下落。

聖母指示了母子的命運，吳師父解籤說：「這個孩子個性脾氣比較不好，做父母的要懂得依他的個性來溝通，他心情好聽得下去時再說，心情不好時跟他溝通，他會有很大的反撲，照聖母查起來他現在安危沒有什麼問題，但是你們母子未來的命運該怎麼相處，這個問題比較重要，等他回來後，希望妳好好的面對，改變對待他的方式，母子的關係還是有機會改善。」

如果兩個人的一生都在吵吵鬧鬧、討債還債之間拉扯，這本人生的帳冊應該不算有什麼進帳，但是若兩人能夠共同成長，扭轉命運，往善的方向邁進，那麼這本帳冊有機會由虧轉盈。

不被命運打倒，是一輩子的功課。

吳師父常說：「問神是要找出答案，沒有答案不是在問神。」

問完了神，應該要找到什麼樣的答案？

找出欠點和原因了嗎？

心結和人情關係的情結打開了嗎？

智慧成長了嗎？
懂得如何賺錢以及生存之道了嗎？
知道如何選擇對的方向和環境嗎？
學到教育下一代的撇步了嗎？
假病、真病、心病找到病因、知道如何治療了嗎？

常用的文頭介紹到這裡，我想用聖母說的話來做結尾。
聖母說：「要懂得反省自己過去的錯誤，才能夠認識命運，進而改變命運。」
如果怨嘆著命運，命運就會改變的話，那不妨多嘆幾句，若是不會因此而改變，還是想想怎麼學習成長，會比較實際。
問神是要改變自己，這種改變是正向的成長，改變了自己，命運自然跟著改變。

21 修行修什麼？

我跟其他義女說：「我在書裡說修道是樸實無華且枯燥，但我後來想一想，這樣說該不會讓人對修行失去興趣吧？請妳們也發表一下妳們對修行的想法？」

我們五個義女差不多是同時期來到堯天宮的，之後一起成為義女，一起受到聖母和吳師父的教導，在堯天宮有著共同的過程，雖然人生的道路和角色各有不同，五人的個性也天差地遠，但都同樣對堯天宮眾神有著一顆赤誠的心。

不同成長環境、個性、想法、人生目標及角色的我們五個人，在聖母這幾年的薰陶下，對於道教的修行的看法，各自呈現了什麼樣的樣貌呢？

璦如說：「修道是在痛苦中找尋人生的意義。」

秀芬說：「修身養性，幫助有緣人。」

怡云說：「修道是條孤獨的路，但唯有如此才能觀照內心，在思維上有所提升。」

哲汎說：「對我來說，修道是一個讓人正視自我的契機，透過自我練習正心，配合神明的指點，獨自行走的一條修道路。」

不約而同的，修道對我們而言是一條成長的道路。

修行不是任何形式上的作為，而是在學習怎麼做一個「人」。

即使我們在不同的領域，面臨不同的生命課題，演出著不一樣的人生劇本，但是在堯天宮這個道場，和神明一起，尋找人生的意義。

聖母說：「走上修行的路，就是一條正確的路，不要半途而廢，要懂得堅持到底。半途而廢的修行人，會開啟不停重修的命運。

不只人要修，神和鬼也都是要修。

未來在功德簿上，有神聖的名字，也要有善男信女的名字，這樣才叫做圓滿，希望大家與我們眾神一同努力。」

什麼叫做功德？很多人想到的是捐錢做善事、做義工……等等，當然存善心、做善事都是屬於功德，這是無庸置疑的，不過「功」和「德」還需要更深一層來看，比較不容易流於形式上的理解。

功，是幫助他人解決問題、智慧成長。

德，是修身養性，做人處世、一言一行受到天、地、人的認同和尊崇。

聖母說：「有功、有德，配合起來，就叫做功德。」

「外功」和「內德」，兩者都要兼具。

真的要做到「功德」兩個字，足以記錄在功德簿裡，其實並不容易，正因為不容易，所以需要很努力。

命運的那本帳冊，就是功德簿。修行就是在填寫自己的功德簿，神要幫助人，也得翻閱一下人的功德簿，如果一個人作惡多端、無功無德，神就算再慈悲，恐怕連要幫他向皇天后土說句好話的理由都找不到，所以要求神助，也要先有一點善心善行來讓神提出值得幫的道理。

吳師父解籤有時會這樣跟信徒說：「你們要多做一些善事，做一點功德可以補你們的命運很多。」

道理就是在這裡，而這就是天助自助。

就如吳師父現在的命運，早已不是他出生時所帶來的命運了，四十幾年跟隨著神明修行，不斷的累積自己的功果，自渡以及渡人，進而創造出新的命運。不只他個人的命運改變，也同時庇蔭了祖先和子孫，這就是功德真正的意涵。

聖母說：「神救世就是在幫助人，而人來幫助神完成這項志業，就是『神助人、人助神』，功德是神和人共同擁有的，這也就是神和人共修。」

在修道的路上，就像唐三藏西天取經，是一群人受天旨保護，共同朝目標前進，各有各的角色與功能，互相合作，一起克服困難，不管是什麼樣的角色，最後都取到一本自己的經，得到自己的功果。

至於吳師父是怎麼看「修行」的呢？

吳師父說：「認識、善心、堅持，這六個字。」

其實修行並不枯燥，因為有很多人生百態需要了解、需要思考，吳師父那六個字是他四十幾年的濟世道路的總結，這三樣東西每一樣都不容易，把它們解壓縮，怎麼修、怎麼行的智慧就在其中。

22 神變鬼，鬼變神

什麼是神？什麼是鬼？

談論鬼神之前，應該先了解靈、魂、魄，這是組成「人」的成份。

有人認為人一旦死亡就一了百了，但實際上或許正好相反。假如人死就一了百了，那麼又怎麼會存在祖先問題呢？

人是怎麼來的？從靈、魂、魄來說明，靈是天地所生，靈產生魂，而魄是父母的精卵結合而成，也就是人的骨血肉，靈、魂、魄合一便生成了人，當靈魂與魄分離，就是死亡。魄會死，但靈魂不會滅，神和鬼都是靈魂，人有很多種，靈魂也是如此。

也有人抱持著疑問，西方人也有祖先，怎麼就沒聽他們說過祖先問題呢？

事實上，我們曾經幫助過一位外國信女，她的痛苦源頭之一，其實也是祖先問題，可見外國人並非沒有祖先問題，只是西方宗教不從這方面去探究和處理，這是文化背景不同，所採取的方式不同。

換個方式來說明吧！馬修麥康納有一齣電影叫做「賴家王老五」，講述一個三十五歲的兒子賴在父母家，父母受不了，想辦法要將他趕出去的故事情節。

會有這種情節的電影，表示這種事情在美國社會是很丟臉，難以被接受的，但是在台灣，三十五歲在家和父母同住，十分正常，台灣人不管幾歲，還沒有結婚前持續與父母同住的成年人很多，甚至結婚後繼續同住的也不少。

這就是不同文化所產生的思路及做法的不同，拿西方的觀念來東方家庭運用的話，會產生極大的社會文化的抵觸。當然時代不同觀念也會跟著改變，但是有些文化依然是根深柢固的。

這種社會文化所形成的集體意識，產生了道德和法律，人有人法、神有神法、陰有陰法，堯天宮辦案是站在人和祖先、陰和陽之間來協調排解。

所以西方人並不是沒有祖先，也不是祖先都沒有問題，而是他們的宗教文化所採取的應對方式不同，就像西方人也都有父母，只是成年後各自獨立生活罷了。

不同的宗教文化，堯天宮一向予以尊重，不需要辯論和比較，聖母和吳師父著重在如何解決問題。

當初為了處理那位外國信女的祖先問題，我們才知道原來堯天宮的土地公和西方的聖母瑪麗亞是好朋友，透過這層關係去調查清楚她問題的來龍去脈，盡力為她奔走和處理。除此之外農曆七月普渡時，這個跨國案件也奉請清虛大帝和普渡公幫助了許多。這就好比在陽間，各國來往有官方和民間的管道，在神界、陰界也是相同的道理，有祂們交流的管道，雖然比較麻煩，也需要一些時間調查，但堯天宮眾神還是有祂們的辦法。

堯天宮眾神和吳師父辦理了上千件的祖先案件，究竟祖先跟子孫之間有什麼剪不斷的關聯？為什麼祖先對人的影響如此重大？人死之後又是什麼樣的狀況？聖母決定在這本書中揭開生死的神秘面紗。

對於生死，各個宗教都有自己的理論，這篇的所有內容都是逐一請示聖母並配合吳師父辦理案件的印證，信與不信存乎己心，不需要執著和論戰。

「靈」是天地所生，靈產生三魂，投胎的肉身則是七魄，肉身乃父母所生，所以人的死亡就是「靈、魂」與「七魄」分離。

神明處理祖先問題，是處理「靈」跟「魂」的問題。

至於「魄」雖然已經沒有生命了，但是跟靈、魂之間有連結，所以仍應妥善處理，因此選擇陰宅風水的原理也是為了魂的安頓。

人死後，靈可以保留幾條魂要看情形，一般的靈、有怨念的靈、有修行的靈，情況都不同。所謂萬物皆有靈，什麼人會投胎到什麼家庭，甚至投胎成為什麼生物，有修行的人是天意安排，沒有修行的人是因果業力決定。

太上老君清淨經裡有句話說：「流浪生死，常沉苦海」，談的也正是靈的生命歷程，沒有修行的話，從生到死，從死到生，不斷輪迴。

因此人死之後，靈魂有兩條路的選擇，一是轉世，二是修行。

祖先、倒房之所以會指點子孫，就是因為祂們無法轉世，又沒有地方修行，在陰間痛苦飄泊。人活在世上生存要工作賺錢，靈魂要生存也一樣要努力。

子孫跟祖先、倒房之間是相同的血脈，也就有著靈脈的連結，祂們痛苦，子孫自然也不好受。

人是一代傳一代，也可以說是基因的延續，而每一個靈之所以投生到哪一個家庭、父母，跟每個靈來世上的原因，以及祂與這個家庭的因緣有關。

那麼，了解靈的生生世世跟輪迴之後，祖先跟子孫又有什麼樣的關聯？人又該如何在這一世生存呢？

不管是自己靈的輪迴，還是祖先的過去、祖德如何，人應該要用修行的角度來圓滿過去，才能創造更好的未來。

所以在世時要懂得清淨自己的心靈，因為人的創傷會留在靈識裡面，人死後靈魂不滅，將帶著這個創傷進入輪迴，所以在死前把人生的創傷撫平，是這趟靈魂旅程的目標之一，也是靈的修行很重要的課程。

人世的變化很多，天意難料，唯有透過修行，人有機會或多或少明白如何度過人生的起伏與波折，往脫離輪迴的道路提升。

每一個人的生命都要經歷生與死的過程，所以不要把祖先視作是一個問題，而是明白一個道理：祖先，是人在生跟死的道路上一個最重要的依歸。

有人問說，如果以後沒有結婚，也沒有生小孩，那死後沒有人拜，該怎麼辦？

或許這就是這個時代的祖先們急著指點子孫的原因，現在還有子孫可以幫忙安排，若是連子孫都往生了，祂們該何去何從？

所以現在先幫祖先安排好一條路，等到自己往生了，若是沒有子嗣，相信祖先也會幫助的。

而在一個道場與神共修也是相同的道理，在世對神有貢獻，結下良緣，死後神也會幫忙引領一條光明的道路。

要修行、轉世的祖先、倒房，聖母和吳師父會幫忙引薦、安排到有緣的宮廟修行或等待轉世，若是修行提升到有做神的資格，那麼就從鬼變成了神。這個道理應該不難理解。

但是神又怎麼會變成鬼呢？

吳師父說：「什麼叫做神？神就是慈悲，做事符合天地的道理，但是如果人對神的要求過份了，對神苦苦相逼，害神去做違法的事，神知法犯法就等於變成了鬼，也就等於是人害神去變成鬼的。所以人在求神的時候，人要先知理，懂得合理的祈求，才不會害神犯法變成鬼。」

天神也有可能犯罪而再來人間輪迴，這樣的靈魂有很多都被稱為「帶天命」，將功贖罪才能再回去當神，所以修行人明白因果的道理，才比較懂得自己該走什麼樣的道路，知道該怎麼修行。

不需要執著「因果的內容」，而是要懂得「因果的道理」，這樣來理解因果，才是有意義的。

人，介在神與鬼之間。

當一個人慈悲為懷、幫助他人，我們稱他為「活菩薩」，而一個人若做出很多不正當的事，心術不正，大家都會用「鬼」來形容他。

我問吳師父：「做人比較好修，還是死後的靈魂比較好修？」

吳師父說：「人有肉體比較好修，死後要修比較辛苦。」

「為什麼呢？」

「因為人有身體、有大腦，可以思考、可以溝通，人死之後只有靈魂，無法跟人直接溝通，難度也就更高。」

修行就是學習，能夠解決人世間種種疑難雜症的神，祂們的智慧已經修到很高的境界了。就像堯天宮聖母、眾神的智慧，連吳師父也常常歎服不已，而且感覺祂們愈來愈厲害了。

23 神考、鬼考、人考

「唉……人生充滿了考驗啊……」我們幾個義女好像挺常這樣嘆息的。聽到考驗，很多人的反應都是很崩潰。

「為什麼要考我呢？」

「怎麼又要考了？考個沒完啊～～」

「不要考不行嗎？」

「考在考什麼？怎樣知道有沒有考過？考不過會怎樣？考過了能幹嘛？」

每個人的考題都是量身訂做的，與其問考題，應該從了解這三種考驗的原因和目的來探討比較清楚。

修行的人必定要經過人考、鬼考和神考。

其實修行人和一般人的差別，應該是在於主觀上有沒有意識到自己在修行，當人生遇到還不了解、無法輕易解決的問題時，那就是在考。

如果選擇修行才要被考，不修行就不用被考，那修行的人是傻子嗎？來到神的面前請示的人，哪一個不是被人生考題考得暈頭轉向才來的呢？要走上修行，正是因為被人生所考，而想要透過修行去尋找答案和解決。

以前我也不懂考驗的概念，問吳師父：「為什麼要考驗呢？」

吳師父說：「就像去學校上課，上完課都要考試，有考試才知道自己的程度如何？哪裡還不懂？哪裡還要再加強學習？從高中要上大學，大學要讀碩士，每一階段也都要考試通過，才能去就讀那間學校。

有考驗，智慧才會上升，沒有考驗，人不會懂那麼多事情和道理。」

有考過的人才能被賦予重任，否則的話就像給了沒學過開車的小孩一輛車開上路，對自己、對路人、對把車給他開的父母而言，都是危險的災難。

各種考驗也有分階段，不只考一次，每個人受考的題目也不太相同。在考驗之前，神明都會先教導人一些道理，考驗是為了看出吸收了多少。

修行人要晉升，必定需要通過考驗，考驗的當下會感到很痛苦，但考過之後的成長又讓人覺得有代價。

或許人生就像種稻，既有種稻時的辛苦，也有收穫時的喜悅，才叫做人生。

那麼人考、鬼考和神考，分別在考什麼呢？

「人考」，是從人的方面所帶來的考驗。

有一本暢銷書書名是《被討厭的勇氣》，人際之間產生的壓力其實是普遍的困擾，也就是人考。

吳師父當然也遇過很多人考，那麼人考是怎麼考的呢？

舉例來說，吳師父第一次遷宮是搬到高雄鳳山的南安路那裡，也是大家所熟知的五甲堯天宮。那棟房子是吳師父與地主合夥共同蓋起來的，不過主要處理蓋屋、銷售的人都是吳師父。

當時有一位老先生買了其中一間房子，但是房子的費用還沒有全部付完就急著想搬進去，吳師父與他在溝通付款及交屋的事情時，雙方互動不是很愉快；後來雖然順利完成了交易，但因吳師父也住在那裡，雙方變成鄰居，彼此之間似乎有點尷尬。

沒多久，那位老先生有一台摩托車放在一樓路旁，某天那台機車被偷了，老先生一心認為是吳師父找人來偷走的，因為他覺得吳師父與他有嫌隙，才會製造這個事件。

老先生當然也到派出所報案了，他在鄰里間談論這件事都不斷懷疑是吳師父所為，只是沒有找到證據來證明。

吳師父無端被冤枉當然感到氣憤，雖然鄰居未必相信那老先生的話，但是周遭的閒言閒語實在讓人不舒服。

遇到這種事情，若是脾氣差一點的人，少不得要互相謾罵、上門理論甚至大打出手，但吳師父覺得「清者自清」，不必去爭論。

過了一段時間，警察通知抓到小偷了，那位老先生一開始不相信小偷跟吳師父沒關聯，還特地到派出所了解小偷的背景。結果事實證明確實與吳師父無關，這才還了吳師父清白。

吳師父說：「人考的方面，往往會有一些莫須有的罪名加諸到人的身上，讓人覺得很生氣、很痛苦，但是最後都會真相大白。如果我當時沒有忍耐，跑去跟他理論，雙方發生爭吵，若是那個老先生情緒太激動發生什麼事，事情可能更難收拾；我本來有理，可能也會變成無理了。所以，面對無理的事，不需要太去理會它，照情理法來走，最後都會雨過天青。

這件事情過後，那個老先生看到我們家人，也難免感覺到不好意思，所以也不會再來找我們麻煩了，從結果來看反而是好事。」

不管是宮廟道場，還是家庭、職場，只要有人的地方，都會有人考，人考的目的是要提升修身養性的功夫，修身養性並不是一味的軟弱退讓，也不是爭強鬥勝，而是懂得用智慧取得人我之間的平衡。

「鬼考」，是考驗人內在的心智活動方面。

有句話說：「人牽不走，鬼牽卻跟著跑。」

意思是，當人不懂得判斷什麼是對、什麼是錯，誰是神、誰是鬼，難免就會產生錯誤的想法，當人的想法一直往錯誤的方向走，很容易迷失自我。

有時，我們會比喻內心彷彿住著兩個自己，一個天使、一個惡魔，兩個相反的意見在講話，人要聽哪個？而鬼在影響人，正是從人內心的活動去影響。

被鬼影響的人比較容易產生負面的情緒和想法，當然，人有時也不知道自己的想法是受到鬼的影響，或者是把鬼當做是神，命運受到鬼的拖累而不自知。

舉個例子來說吧！

有一位弟子家中拜了一尊神明二十幾年，十分虔誠；雖然家運不順，對家神也沒有任何懷疑。

弟子接觸到堯天宮之後，聖母雖然查到家神並非正神，但是並沒有點破，因為弟子一家人一直都很信賴祂。

還好弟子一直也很信任堯天宮，在聖母幫助他處理一些問題的過程中，聖母給了家神多次的機會改正，但祂似乎並沒有聽從聖母的勸導，經由聖母巧思的安排及處理，配合祖廟萬善爺的協助，讓弟子及家人了解這尊家神尚未修得做神的正果，最後由萬善爺作主，將家神做了退神處理。

人拜神拜久了，總是會有感情，也是種信仰的寄託。只是一般人並不知道自己拜的究竟是神還是鬼？假如當時弟子及家人對堯天宮眾神的信心不足，人的想法偏向了鬼的那一邊，神明即使要幫忙解決，恐怕也愛莫能助。

吳師父說：「處理這類的問題是最需要小心謹慎的，鬼的問題是屬於神的處理範圍，但關鍵是在人的想法。人若是對神有信心，神都有辦法處理，若是人對神有疑心，就會被鬼牽著走。」

鬼常常利用很多似是而非的訊息在左右人的感覺和判斷，最重要的是要在心智上去分辨和抉擇，而不是如何跟鬼決鬥，因為治鬼並不是人的工作，而是神的工作，但是關鍵是人的心智活動和選擇。這些迷亂人心的訊息，當人相信它，很容易被鬼牽著走而不自知。

選擇神而不是選擇鬼，看起來是很簡單而理所當然的選擇，但其實不然，因為良藥苦口，很多金玉良言反而很多人不愛聽。

鬼考的時候，人能夠做什麼？重點就在於「心智活動」。

用勇氣克服害怕，用務實克服空想，用信心克服擔憂。

這就好比是在狂風暴雨中開車，要緊緊握住方向盤，小心謹慎的繼續朝前路開去，外面的風雨多大，人做不了主，但是不出車禍抵達目的地，是人做得到的。

當人的心懂得往神的道路靠近，自然就能夠得到神的保護，鬼也會遠離。反之亦然，人若總和鬼的思維靠近，神要救也難。

「神考」，是考驗對神的信心與配合。

信神要怎麼信才對？信心不足不對，信過了頭也不對，神考也可以說是讓人更加「認識」神，而非依賴神。

台語有句話叫做「靠勢」，有時候神明幫助了人很多，人能夠感受到神的庇佑，就以為人生從此萬無一失了，遇到一些問題時，就開始懷疑：「我有拜神，怎麼還會遇到這種事？難道是神明不夠靈驗？還是神明不愛我、不幫我了？還是神已經不在了？」

跟神愈是接近的人，很容易落入這些錯誤心理，而在心理上對神產生隔閡。

吳師父也被神考了不少次，舉例來說吧！吳師父在處理信徒的問題，都是神明一步一步教導的。有一次吳師父遇到某個案件，神明指示吳師父如何處理，整個過程與結果都很順利，信徒好轉了，吳師父也透過這個過程學會了一樣功夫。

後來吳師父遇到類似的案件，他心想自己已經會處理了，便沒有再請示神明，直接幫信徒按照之前所學的方式來處理。結果信徒好了，吳師父自己卻傷到了，生病了好幾天。

吳師父不禁感到疑惑，為什麼上次那麼順利，這次卻會這樣？他一樣是照神明教導的方法在救世，為什麼反倒自己受傷？

一般人的反應會這樣想：救人應該得到善報，怎麼卻反傷了自己？是神功力不夠還是人功力不足？宮裡那麼多尊神威顯赫的神明，連配合祂們的弟子都顧不好，到底在幹嘛？

我想那時候的吳師父應該心裡充滿了困惑吧！

後來聖母告訴吳師父：「弟子啊！你這次處理事情沒有先來問我們神聖，若是讓你事事順利，你會太得意！小事不謹慎，遇到大事會不懂得利害關係。

要是你不懂得跟我們神聖配合，了解何時該進、何時該守，這樣以後真的在拚大案時，你會拚輸別人。

人若是太得意，不知道危險，出了問題，神會無法收拾。」

聖母說出了這一番道理，吳師父便也心悅誠服的接受了。也因為有這一番考驗，吳師父日後在處理案件時都懂得小心謹慎，配合聖母的指示。

所以吳師父常常告誡我們：「走神職的這條路，千萬不要以為自己很厲害，俗話說：『不懂不驚，真懂真驚』，懂得愈多，會愈謹慎、謙虛。」

我在堯天宮這麼多年，看到吳師父一向秉持「配合神明」的原則，而非自己強出頭的態度在辦案。神明有指示，吳師父自然知道該如何配合；倘若神明沒有指示，吳師父也絕對不會搶在神明前頭，表現得一副人比神還厲害的樣子。因為吳師父了解神明的個性，祂們調查、處理案件，必定有祂們的考量和步驟，人要做的是耐心和信心去配合神明的腳步。

吳師父也看過很多宮廟和神職人員的興衰起落。

有些配合神明濟世的修行人，為什麼一開始很興盛，香火鼎盛，後來卻每況愈下，甚至落得下場淒慘？

大部分都是因為不懂得這個道理和利害關係，終至失去了「神五分、人五分」的平衡。

很多人剛開始辦案成功，嚐到甜頭之後開始覺得自己很厲害，以為神通廣大可以為所欲為，不懂得危險在哪裡，變成神要聽他的，愈走愈偏，最終一敗塗地。

神考、鬼考、人考幾乎包含了人世間種種的考驗，最終濃縮的一句話，還是「神五分、人五分」。

這個世界上有不需要被考的人嗎？應該沒有不需要被考的人，只有沒被考倒的人。

這科 PASS！再換下一科……

考過了一級又一級，隨著智慧的提升，人世間紛紛擾擾的考驗慢慢少了，因為考過之後更懂得如何處理了，但下一關遇到的考驗，難度自然是提升了。

吳師父談到考驗時，跟我說：「走這條路考驗會很多喔！會考到快要走不下去，幾乎要放棄。」

……

吳師父這算是鼓勵我還是嚇唬我啊？

「師父你曾經被考到想要放棄嗎？」我問。

「對啊！就是因為我走過，才知道會考到多麼苦，所以『堅持』這兩個字最難做到，但是我做到了。」

我想，神和佛之所以成為神佛，並不是祂們沒有考驗了，而是考驗更多了，但是都考不倒祂們了。

就像善男信女遇到問題來請教聖母和吳師父，這些都是考驗著神和人的智慧。

「那若是考不過怎麼辦？」我問吳師父。

「就繼續考，考到過關為止。」

……

嗯……這答案太勵志了。

但或許這就是人總是在同一個地方跌倒的原因，因為還沒搞懂，所以它始終在那裡等著你超越它。

假如從來都沒有動過放棄的念頭，又怎能懂得堅持的難能可貴。

考驗，或許是為了追尋那個可貴的自己。

24 與神同行三部曲

有一位老信女跟我說：「昨晚我半夢半醒寫了一整晚的字，不知道這夢是什麼意思？」

「寫字？什麼字？」

「我在夢裡一直寫忍耐，耐我會寫，但是忍一直寫不出來，我一直想一直寫，這樣寫、那樣寫，怎麼寫都不對，等到我一睡醒就想起來怎麼寫了，不就一個刃、一個心這麼簡單的字嗎？但是在夢裡就是想不起來。」

我思索了一下，跟她說：「這個夢是在說妳的『耐』夠，但是『忍』不夠。」

聽我這樣說，她的興趣也來了，問：「那什麼是耐，什麼是忍？這兩個字不一樣意思嗎？」

「不一樣。耐是耐受力，是堅持下去不被困難打倒的毅力，妳遇到任何困難都不退縮，想盡辦法克服難關，達到目標，這就是耐。」我說。

「那忍呢？」她問。

「忍是人在接收外在的事物，到做出反應，這個過程之間的內心的淨化和推衍的心智工程，換句話說，就是從外在的刺激（輸入）到我們內在，經過內在的淨化及推論找出最好的回應，再去做出反應（輸出），這一整個過程，就叫做忍。」

老信女聽完覺得很有道理，說：「妳說得沒錯，說到耐力我自信不會輸給任何人，但是忍確實還不夠，看來聖母這個夢是要我多學習忍。」

通常信徒的夢，我都會跟吳師父一樣請他們先請示聖母，再來解夢，不過這位老信女是熟識的人，而這個夢沒有其他種解釋了，所以我就直接告訴她了。

因為在那不久之前，我才請教完聖母關於「忍」的意涵。

各宗教談修行都會談到忍，究竟什麼是忍？為什麼要忍？忍和修行有什麼關係？有的人忍到內傷，忍到充滿怨念，這怎麼會是修行之法？是不是很多人都誤解了忍？

所以我擲筊請示聖母，而聖母也給了我很有智慧的回答，解開了我的疑問。

聖母說：「忍是一種修為，是在選擇做出反應之前，所進行的一種推衍與淨化的心智工程。所有的忍，最終是為了找回內在、外在的『心平氣和』。」

吳師父教導我們時，常說：「分析一件事情，要想三個果：如果、結果、後果。」

我想這也是「忍」的應用吧！

我擲筊請示出來的說法是學術派，吳師父的說法是實務派，其實道理是相同的。

其他宗教談「忍」談得很多，其實萬變不離其宗，這些分析法其實就像是學校課程從淺到深的排課，先學初級，再學中級、高級和細項分科。

聖母為了在這本書中教導大家追求道教修行的一些法門，也特地列出了三階段修行法：陪忍、真忍、厚忍。

這三種忍在任何書籍、文獻都找不到，是聖母直授的。

大部分的人有虔誠的心拜神，但是對於「與神同修」卻是一頭霧水。

拜神在拜什麼？求神在求什麼？難道撒嬌、討好神明，就能夠把人生變容易？

有些人體質敏感、有神緣，感應得到些什麼，這類人常會被指示說他們需要找到自己的主神同修，但是主神是什麼？找到之後要做什麼？

在道教修行的這條路上，到底該追尋什麼？

吳師父說：「人生各方面都是在修行，有神在指引的話，修得會比較快。

想要修行，應該先思考修行的夢想是什麼？

夢想有兩種：

一種是對於自己的今生今世，如何修補過去、理解現在以及創造更美好未來。

另一種是配合神明修行，協助神明傳道，提升自己的靈性，累積福德，渡己渡人。

有了修行的夢想，要開始去執行，初步開始之後，很多學習的功課會慢慢的呈現出來，也就會更了解修行的真義了。

至於靈方面的修行，要修的話就一定要有『主』的保護，找到與自己有緣的神尊來配合修行，否則容易被無形方面干擾，反而陷入坎坷的命運。」

要修就要修得正確，修得不正確比不修更糟糕。

修行，落實在人生當中，簡單來說，其實就是「修心」跟「修口」這兩項功課，一個修內在，一個修外在，怎麼想、怎麼說，處處是智慧。

我們一直強調「神五分、人五分」，了解「神的五分」，以及做好「人的五分」，這三個階段是一個進程，也是聖母用這四十幾年堯天宮與吳師父濟世的例子來分析，讓大家能夠比較清楚的了解怎麼修、修什麼。

「陪忍」的階段，就像是吳師父剛遇到金府千歲那個階段，剛接觸到神明，神明如何幫助一個人解決人生難題。

「真忍」的階段，就像是吳師父遇到五萬善爺之後的階段，學習如何認識真神，尋找到生命中的「主」，與主的溝通和配合。

「厚忍」的階段，就像是吳師父遇到聖母之後的階段，學習救世，處理更多人生的課題與真理，自渡而後渡人。

三個階段要學習的主題是「被救」、「自救」、「救人」。

陪忍階段的修行法

人剛開始接觸到神明，發現在物質界以外的力量，內心往往會受到衝擊，進而產生更深入追求、了解的想法。

有些人可能以為什麼神鬼都不信才叫做不迷信，只要信神鬼的都叫做迷信，這種分法我只能無言以對。

真正的不迷信，是信而不迷，神在做什麼，人該做什麼，學習怎麼信才正確，懂得愈多，是愈靠近神的同時，人愈獨立自信。

但是在初踏入修行的世界很容易產生迷惑，有正確的認識才能夠真正獲得神助。

陪忍階段的修行，有六個主題：

第一點是了解命運

人投胎到這世上，命運包含有陰、有陽，陰是代表因果和祖源方面，陽是指人出生的家庭、環境，陰與陽合起來就是一個人的命運，問神、修行就是要理解自己的命運。

第二點是懂得選擇

人在安排事情時，時常只看得見表面，不管是選擇學校、婚姻、職業，很多人都想選擇最好的、最優秀的。

但是人世間的事往往出乎意料，有時候表面上看起來好，實際上不一定是好，表面上不怎麼好，其實卻是好的。

例如：有一個父親問孩子考高中的事，孩子的分數在第一志願的及格邊緣，希望神明保佑孩子順利考上。

但是聖母卻告訴他說：「他沒有考上比較好。」

能考上第一志願的孩子，在國中時期大部分都名列前矛，但是進了第一志願，每個人都是佼佼者，競爭比較之下，落後的孩子自信心受挫，脫穎而出的孩子為了保持領先，壓力巨大，很多年輕人從未學習過面對挫折，一時之間無法調適自己，反而自暴自棄，逃避現實，甚至出現憂鬱的問題，爬得愈高摔得愈重，跟一般的孩子相比，反而嚴重偏離了人生的軌道。在堯天宮這幾年的濟世案子裡，這類迷失人生方向的優秀年輕人的案例，愈來愈多了，也讓父母憂心忡忡，不知如何是好。

而婚姻的選擇方面，想找高富帥、白富美，要求學歷、外貌、背景、職業、年紀、身材、財產種種條件，但是這些東西在婚姻裡真的是最重要的嗎？

還是兩個人有真心、責任感，願意互相扶持、包容的過一生，才是重要的呢？

吳師父說：「人生要面臨很多的選擇，表面上好但實際不好，或是表面上不好但實際上好，問神、修行就是要學習如何選擇真正對自己好的。」

有的時候神明指示某個工作、某個姻緣對象是好的，但是信徒聽從指示之後，在過程中卻遇到很多挫折和痛苦的考驗，而對神的指示產生了懷疑。

聖母說：「神明說好，但人卻不覺得好，是因為人看得比較短，而神看得比較遠。」

第三點學習處理問題

人不找事，事也會來找人，該來的躲不掉，人生不怕遇到困難，就怕遇到困難時驚慌失措、病急亂投醫，結果愈弄愈亂。

吳師父說：「人生難免遇到事情，但是要先冷靜下來，問神、修行可以讓人知道如何突破自己遭遇的人生難題。如果學會跟神溝通，可以自己問神得到答案，如果不會，就要去問會的人。」

第四點學習用智慧生存

很多人都想追求成功的人生，用聰明追求成功，在不知不覺間可能失去了更重要的東西。

人生要追求的成功，是平衡！

拿命去換錢，失去了健康，再想拿錢換命，卻未必換得回來。

人生的精力有限，時間也有限，不經思考就橫衝直撞，反而是浪費生命。想要把人生提升一個檔次，要注意身心靈的平衡和健康，否則即便得到了成就，卻失去了幸福，有聰明卻沒有智慧，這樣的生存方式，最後得到了什麼？

人的健康是生命最基本的需要，失去健康，人生很難脫離痛苦，現代人生活壓力大，為了追求眼前的目標、責任，忘了身心靈的平衡，最後付出巨大的代價，未必值得。

第五點築夢踏實

對人生要有夢想，但是不要用幻想來追求人生，要先認清現實，再用志氣朝目標前進。

很多人沒有夢想、沒有目標，不知道自己要做什麼、要追求什麼，想得太多，自己否定自己，猶豫不決，裹足不前，最後什麼都沒完成，什麼都得不到。

婚姻問題是最容易落入幻想和迷信的人生大事，錯誤的期待，沒有計畫的等待，難不成以為幸福會自動從天上掉下來？

感情和婚姻的幸福是建立在雙方的溝通上，溝通是雙向的、正向的，才叫做溝通，不符合這兩個條件的，還得多學習怎樣溝通。

吳師父說：「很多人會用宿命的想法來思考人生和婚姻，這樣會耽誤自己的人生，向神明學習用正確的理念去追求自己的人生，才能活出圓滿的一生。」

或許人常常只看見自己沒有什麼，卻看不見能夠為自己做些什麼。

神明不會告訴你，你應該做什麼，因為自己的人生，要由自己來設定目標和計畫，再由神明來幫你評估才對。

第六點預防勝於治療

在事情還沒發生之前，就懂得先做預防，才不會遇到大麻煩。

當人一直在順境時，以為會一直在順境，有時衝過頭，有時不懂珍惜；但若人常常處在困境，也容易以為會一直在困境，灰心喪志，遇到機會不敢把握，看到別人過得好，自己卻在懷疑人生，心裡常怨嘆，把貴人都嘆走。

人從逆境往上爬，是辛苦的一步一步慢慢爬，但是從高處摔下來，卻往往是一瞬間的事。

若是問題已經發生，就需要學習怎麼解決，但是人常常為了逃避壓力，或是要求過高，有時會用不正確的方法，或是追求不必要的東西，反而讓自己進退不得，愈弄愈糟，這時候要靠神的幫助來度過難關。

吳師父說：「福祿是天註定的，計畫要符合時也、運也、命也，若是計畫沒有做好，會遇到很多困難，有些人來找神時已經發生很多問題，有時會很難收拾，所以若是懂得問神再進行，會省下很多麻煩。」

人生要避開的是危險，要面對的是困難。

只是人常常遇到困難就想逃避，不知道危險在哪裡，聽到別人說得多好，就一股腦往前衝。

人生重大事情的進行，不論是預防，還是治療，有時候人自己的信心、判斷、能力不到位，很難走到終點，需要靠神拉一把，才會過關。

大部分來問神關於自己人生重要問題的信徒，都是在陪忍的階段，如果你真心信祂，祂會幫助你，成為你的貴人。

就像金府千歲在吳師父人生的谷底拉了他一把，給了他一把改變人生的鑰匙。

真忍階段的修行法

人在修就是靈在修，提升到一個程度，要再晉升就會遇到人考、鬼考與神考。若沒有有緣的神聖來保護，會有走火入魔的危險。

每個人的靈都有來源，有緣的神聖就是「主」，「主」一定是跟人的靈的來源有很深的淵源。修行的人一定需要通過考驗，而考驗就是神出的題目，人要去問出答案，體悟其中的智慧。

吳師父說：「就像堯天宮的門聯，一問、一答，有題目、有答案，智慧就會產生出來。『主』不但是人的保護，也可以說是人一生的指引明燈。」

很多人認為道教的最高神祇是天公，遇到什麼事就都去求天公、請示天公，其實是不正確的觀念。

神界有不同層級的神祇，祂們是各司其職，就像人類社會，總統有總統的職權和工作，不是什麼事都去找總統，天公在道教是最高神祇，祂的地位崇高，有些案件較為複雜，才需要去請求祂同意、賜准，而祂同意之後也是交給神去處理。就像一間公司的董事長、總經理，他們批准了一個案子之後，由負責的單位和人員去執行，總不可能事事都是老闆自己出面去處理。

吳師父常說：「要知道天公是在做什麼，神明是在做什麼，不同的神也有祂們不同的專科，不能夠看高不看低。」

很多人沒有「主」的觀念，總想要找最高的、最大的、最兇的神，其實誰是你的主，這件事沒有那麼複雜，就是「飲水思源」四個字而已。哪一尊神揹負了你的命運，祂就是你的「主」，找到了真主，人要用「忠」心去信仰祂、跟隨祂。一個沒有「主」的觀念的人，又如何能得到天地人鬼神的認同？

當初吳師父遇見五萬善爺，很多人不認識萬善爺，在台灣萬善爺不像聖母、關公、觀音佛祖、玄天上帝等神祇那麼有名，但是吳師父和五萬善爺一路走來，現在很多人認識了吳師父，也認識了五萬善爺，認識了「真神」和「真人」如何共創事蹟。

神人締結良緣，攜手成為一生的夥伴，這就是真忍的階段。

厚忍階段的修行法

要進入這個階段的修行人，必定要先領旨，並且是要有仙命來救世的人。

厚忍就是了解「天、地、人」的道理，從人間的種種來了解天地的道理。

人在學習就是靈在學習，目的是要擺脫宿命，創造自己未來得以脫離輪迴的命運。

厚忍的修行與救世有關，這階段的修行是自渡而後渡人，怎麼渡自己，就要怎麼渡別人，吳師父對這本書的定義是「難忘人神觀」，這「人神觀」就是人世間種種生老病死苦的面面觀。救自己不容易，救別人更是困難，孔子對學生是因材施教，濟世的神與人要合作渡化有形、無形眾生，也是因材施教、因人而異，其中分寸的拿捏，關乎重大。

聖母提醒這階段的修行人必須要注意幾點原則。

第一點是善意提醒、拿捏分寸

世上的人要生存有很多欲望和目標，陰也一樣要求生存，但是人跟陰在努力追求生存的時候常常會不知道危險，盲目的往前衝，這時候的他們就像是一輛高速行駛的車輛，如果貿貿然勸阻他們，反而產生衝突。

對方聽不進去的話，即使出發點是善意，也起不了幫助他的作用，那表示時機、機緣還不成熟，所以修行人即使知道事情未來的演變可能會發生哪些問題，也不能夠直白的說出口，只可點到為止，若有一日當時機成熟，才能再進一步指引他們明路。

第二點是分辨善惡、保護良善

好人要救，壞人也要救，只是救法不相同。

壞人也好、陰邪也好，修行人是朝勸化他們改過向善的方向努力，而不是凡事用神力、武力解決所有問題，能夠讓壞人改邪歸正，能夠使他們走向正道，這才是最大的力量展現，也是功德無量。

正如佛祖對我們的開示：「事業是奮鬥，修行不是決鬥。」

第三點公私分明、廣結善緣

既然是「濟世」，就不可能脫離社會，需要因時、因地制宜，各地、各階層的文化、觀念不同，入鄉要隨俗，濟世也要隨機應變。

現代人注重隱私，尤其有社會聲望的人更是如此，所以救世時除了要一視同仁，也要多注意隱私方面。不管是陌生的善男信女，還是親朋好友，吳師父在幫他們問神時，都一樣是站在修行人配合神明處理案件的立場，不會因為信徒是誰而有私偏。

吳師父說：「公歸公、私歸私，作為神的代言人，這個角色該怎麼做就怎麼做，不能因為這個人是自己的家人或是多要好的朋友，就不照道理來。」

第四點真心、真實

所謂「君子問凶不問吉」，古聖人「聞過則喜」，人來問神是要知道自己哪裡要注意，什麼地方需要提升跟改進，而不是只想聽好聽的話。

若是只想聽好聽的話，事情不懂得如何改善和解決，最終痛苦的還是自己。

但是小人的話往往甜如蜜，真話總是比較難讓人接受，而救世修行要用真心真意，既要讓人聽得懂，又要讓人聽得下去，進而讓當事人明白自己哪裡需要改變。

但是要達到這樣的目標，有時候不是短時間能夠完成的，必須有耐心的一步一步引導。

舉個例子來說吧！

有一位弟子從上一份工作離職已經過了一年多，曾經他也當過高階主管、外派海外，在職場工作十幾二十年，一路晉升都頗為順利，人生過得挺得意。

但是沒想到這幾年在職涯上遭遇到一些挫折，最後他選擇了離職，另謀高就。

這一年多以來他求職的道路走得一直不太順利，受到之前挫折的經歷影響，再加上個性小心翼翼，在接洽新工作時，他考慮得很多，導致在進行事情時也總是猶豫不決，而過去交惡過的小人也成為他求職的阻礙，待業太久的經濟上的壓力，妻子和親朋好友的不解和焦慮，他對未來就業的擔心與期待，所有問題混在一起讓他亂了方寸。

他因為信任堯天宮聖母，大大小小的事情都會來請示，但因為諸多的不順利，使他的心情常常在燃起希望與失落茫然之間起起伏伏。一直到聖母提醒他要改變方向、把握機會，否則家庭就快要有分裂的危機了，過去不斷的挫折讓他不自覺過度依賴神明，不懂得如何去運用他人五分的自信和智慧，這些都是造成他面臨困境的原因。

這一年多以來聖母都不斷的鼓勵他，但是那一次聖母直白、嚴肅的指示，就像一棒子把他打醒，很痛，很真實，很殘酷，也很考驗他對神的信心，但同時也迫使他面對自己、面對現實，積極的出發。

終於，他找到了正確的方向，神在無形中推進他、保佑他，讓他下一個求職的機會順利過關，他也終於越過了黎明前最黑暗的時刻。

這一段路，他走得艱辛，我覺得幫助他的神和人也備受考驗。

有時候我問吳師父關於信徒詢問的問題該怎麼回覆他們時，吳師父會把話說得很白，我聽得都有點心驚了，問吳師父：「要直接這樣講嗎？」

有時候吳師父會稍微再婉轉一下，有時候吳師父會說：「對啊，沒有直接點破，他不會清醒，能夠把他罵醒也是在救他。」

但是很奇妙的是，被神罵的人最後都還很感謝神的直言，認真的面對現實、振作自己。

吳師父說：「我們濟世修行要有原則，真正有救到人，才是功德，不是為了要信眾奉獻而說得天花亂墜。我開宮濟世是希望能做到讓很多人來拜神、來感恩。」

第五點對牛不彈琴

不過當然也不是所有信徒都對人生的道理有興趣，吳師父常教導我：「有一些人妳應該點一下就好，看他們接受到哪裡，該講再講。不相信的人，妳說得愈多，他們愈多疑心，反而是在害他們。」

每個人在不同階段的所求、理解都不相同，任何人的成長，都是經歷過一些過程，終於有所體悟而成長的，不是教的人單方面的努力就可以達成的。

有些人想法太固執，不聽別人的意見，跟他說應該要往東走，他卻反而偏偏不想要往東，這樣的人比較無法接近真理，在他們自己做出調整之前，神佛和修行人也是愛莫能助。

每個人的人生路，別人可以指路，上路還是得靠自己的雙腳。

第六點終生的志業

濟世的人是有天命的，天命是上蒼所賜，不是人創造的。

上蒼和神明既然要用一個人來代言及服務，當然也要讓他能夠以此為業生存下去。所以領天命救世的人必定能夠顧佛祖，也能顧肚子，能夠以神職為職業，專心致力為神及眾生奔波。

吳師父說：「救世的人若是連自己的生存都救不了，又要怎麼救別人？」

過去二十幾年吳師父事業停擺，專心配合聖母濟世，宮沒有什麼收入，家庭的經濟和宮的開銷是由師母在打拚，神明關了一個門，開了一扇窗，堯天宮和吳師父的家庭是這樣一步一腳印、步伐艱困的走過來。

後來神明領旨要建廟，要救更多的人，目標不同，需要的計畫和做法當然也就要改變。吳師父說：「堯天宮要建廟的資金是眾多善男信女的感恩及奉獻，建廟是取之於社會、用之於社會，我希望堯天宮可以代代相傳，成為眾多善男信女修心養性的身心靈的歸宿。」

吳師父的生活樸素節儉，肩上的擔子是沉重的，吳師父所說的「堅持」兩個字，是包含了他四十幾年一路走來多少的心情和苦難。

這三階段的修行，與神的配合由淺至深，課題也不相同。聖母解析的如此詳細，就是要讓大家有系統的了解修行的脈絡，懂得自己該怎麼修，處在什麼階段、在修什麼。

但是修行的道路，考驗永遠不會斷，即使是經歷過重重考驗的吳師父，考得也只有更難、更大。

兩年前，搬到新廟地也不過一、兩年，神明安排了一件向上蒼祈求的大事。

吳師父受到神考，聖母在他的夢境裡問他：「弟子，你的徒弟、家人以及十分誠心的義工當中，有些人面臨死劫，有的人福份不夠，未來人生諸多坎坷，你是否願意用你的壽元、功德來救他們？」

能夠陪伴堯天宮一路走來這麼虔誠的人，吳師父認為都是善良值得救的人，若是有人發生了不幸，他心裡也會十分難過，這些人年紀尚輕，他的年紀大了，如果能夠用他的一條命，來換這麼多人的性命和人生，那麼他願意這麼做。

於是吳師父回答聖母：「我願意。」

聖母又問吳師父：「你過去的弟子當中有人許久沒見了，有人對你有偏見，這些人你也願意救他們嗎？」

吳師父說：「即使這樣，我也願意救。」

這種大事神明是不會拿來開玩笑的，這件事並不只是考驗而已，而是確有其事，為了幫助大家，聖母和吳師父召集了家人、徒弟們向上蒼祈求，將他一生的功德分給眾人。

那天吳師父向上蒼稟報時，才向大家說出聖母考驗他的這些題目，吳師父說：「修行的人沒有恩怨，有恩怨不是在修行，不管每個人這一世的父母是誰，命運如何，希望從這一天開始，就像是神明重新把你們生出來，重新過一個新的、正確的、美好的人生。」

一個修行的人能夠有這樣的胸懷，或許才真正稱得上是一個修行的人。

這些過程和教導，在我心中留下了很深刻的學習和體悟。

25 飲水思源

吳師父做了個夢，夢見在萬善爺的故鄉雲林那裡種了一顆西瓜籽，這顆西瓜籽開始發芽，根莖蔓延到了高雄鳥松，長出了一顆漂亮的西瓜，他摘下來剖開，裡面是美味的湯品，放了很多山珍海味，堯天宮很多信眾一起在品嚐這碗湯。

從雲林的海邊，來到高雄的山上，四十幾年前種下的緣，而今結成了許多人一起共享的果，五萬善爺和吳師父在這份善緣上細心培育，經過時間的考驗，終於到了成熟的時候。

「湯裡面的山珍海味是什麼意思呢？」我問吳師父。

吳師父說：「食物代表的是生存，希望有緣來到堯天宮的每一個人，都能夠珍惜這份成果，並找尋到一份生存的依靠。」

人跟神之間的緣分，看似是偶爾，或許在看不見的天網中，是一種必然也說不定。即使我如今在堯天宮這麼多年，仍常感嘆緣分的神奇。

過去我為了家母的健康而與堯天宮結緣，在家母過世之後，聖母、眾神以及祖廟萬善爺幫助了我的母親及祖先們走上修行的道路，與我一起在堯天宮共修，為彼此的功德、福德而努力。

修行的路雖然辛苦，卻是正確的方向，唯有祖先好，子孫才會好，這是我在堯天宮這麼多年深刻的感觸。

每個人受到祖先影響的層面有兩種，一種是「祖先欠點」，一種是「祖源缺點」。

「祖先欠點」是拜得不正確，沒有將祖先和倒房安置好，子孫被祖先、倒房指點。聖母和吳師父將祖先欠點處理好之後，這個問題就解決了。

「祖源缺點」則是前因和後果，如果過去祖先做得不好，福德不夠，需要行善積德去彌補。祖先是每個人的根源，不管過去的祖德做得夠不夠好、夠不夠多，從自己這一代開始，努力的去做功德，補祖先、補自己、補子孫，連結起過去、現在、未來，總有一天，能夠結成美味的果實。

而人要能夠與祖先共修，必然是需要一個有神在主持的道場，有事情可以做，才有機會累積功德。

堯天宮在這幾年當中，幫助了無數的祖先、倒房，也幫助了無數的善男信女，才結成了一顆豐盛的果實，讓這麼多人能夠共享這份成果。

未來，堯天宮聖母、眾神會讓這顆種子成長為多麼宏偉的一份庇護，有賴神、人共同努力。

吳師父說：「有一個地方讓妳們修，可以跟著神做功德，很多人未必有這樣的機會，應該要好好珍惜。」

就讓我們懷抱著信仰，跟隨神的腳步，為生命點亮光采。